望京醫鏡

刘祖发

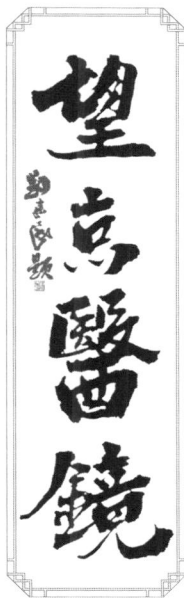

急危重症及顽固性头痛临证治验

梁春玲／主编

刘祖发／主审

北京科学技术出版社

U0669167

图书在版编目（CIP）数据

急危重症及顽固性头痛临证治验／梁春玲主编.
北京：北京科学技术出版社，2025. -- ISBN 978-7
-5714-4340-5

Ⅰ.R278；R277.7

中国国家版本馆 CIP 数据核字第 2024VG4399 号

策划编辑：张　洁
责任编辑：安致君
责任印制：李　茗
封面设计：米　乐
版式设计：美宸佳印
出 版 人：曾庆宇
出版发行：北京科学技术出版社
社　　址：北京西直门南大街 16 号
邮政编码：100035
电　　话：0086-10-66135495（总编室）　0086-10-66113227（发行部）
网　　址：www.bkydw.cn
印　　刷：北京中科印刷有限公司
开　　本：850 mm×1168 mm　1/32
字　　数：118 千字
印　　张：6.25
版　　次：2025 年 7 月第 1 版
印　　次：2025 年 7 月第 1 次印刷
ISBN 978-7-5714-4340-5

定　　价：69.00 元

望京醫鏡

编写委员会

顾 问

黄璐琦　朱立国　孙树椿

主 任

李　浩　高景华

副主任（按姓氏笔画排序）

全洪松　杨克新　张　清　赵　勇　俞东青　曹　炜
谢　琪　薛侗枚

指导委员会 （按姓氏笔画排序）

朱云龙　刘祖发　安阿玥　杨国华　肖和印　吴林生
邱模炎　张　宁　张世民　张兴平　陈　枫　周　卫
胡荫奇　夏玉清　徐凌云　高　峰　程　玲　温建民
魏　玮

组织委员会 （按姓氏笔画排序）

丁品胜　于　杰　于忱忱　王　敏　王朝鲁　叶琰龙
朱雨萌　朱钟锐　刘光宇　刘劲松　刘桐辉　孙　婧
张　茗　张兆杰　金秀均　郎森艳　徐一鸣　焦　强
魏　戌

工作委员会 （按姓氏笔画排序）

王　浩　王宏莉　王尚全　王春晖　王德龙　冯敏山
朱光宇　刘　涛　刘世巍　刘惠梅　刘燊仡　张　平
张　然　张　磊　范　肃　秦伟凯　栾　洁　高　坤
郭　凯　梁春玲　蒋科卫　谭展飞　潘珺俊

《急危重症及顽固性头痛临证治验》
编 者 名 单

主 审

刘祖发

主 编

梁春玲

副主编

王 超

编 者（按姓氏笔画排序）

叶雅欣　仝朝桢　曲雪平　刘 杰　刘 峰　张 杰
金 洪　韩洪波

中医药学包含着中华民族几千年的健康养生理念及其实践经验，是中华文明的瑰宝，凝聚着中国人民和中华民族的博大智慧，是中华民族的伟大创造。作为世界传统医药的杰出代表和重要组成部分，自古以来，中医药以其在疾病预防、治疗、康复等方面的独特优势，始终向世界传递着中华民族的生命智慧和哲学思想，为推动人类医药卫生文明作出了巨大贡献。党中央、国务院历来高度重视中医药工作，党的十八大以来，中医药传承发展进入新时代，中医药高质量发展跑出"加速度"。每一个中医药发展的高峰，都是各时期中医药人才在传承创新中铸就的，历代名医大家的学术经验是中医药学留给我们的宝贵财富，应当"继承好、发展好、利用好"。

中国中医科学院望京医院（简称"望京医院"）历经四十余年的传承发展和文化积淀，学术繁荣、名医荟萃，尤其是以尚天裕、孟和为代表的中医骨伤名家曾汇聚于此，留下了许多宝贵的临证经验、学术思想、特色疗法。为贯彻落实党中央、国务院有关中医药传承创新发展的战略部署，望京医院以"高水平中医医院建设项目"为契机，设立"名老医药专家学术经验传承"专项，成立丛书编写委员会，编撰"望京医镜"系列丛书。本套丛书旨在追本溯源、立根铸魂，挖掘整理名医名家经验，探寻中医名家传承谱系及其学术发展脉络，促进传承经验的多途径转化。丛书记录了诸多鲜活的医论、医案、医方，是望京医院中医名家毕生心血经验之凝结，且对中医药在现代医学体系中的价值进行了深入探讨和崭新诠释，推动了中医理论发展，是兼具传承性、创新性、实用性和系统性的守正创新之作，可以惠及后辈、启迪后学。

医镜者，"晓然于辨证用药，真昭彻如镜"，希望"望京医镜"丛书能让广大中医药工作者读后有"昭彻如镜"之感。相信本套丛书的出版能使诸多中医名家的经验成果、思想精髓释放出穿透岁月、历久弥新的光彩，为促进中医药学术思想和临床经验的传承，加快推动中医药事业传承创新发展、共筑健康中国贡献智慧和力量。

中国工程院院士
中国中医科学院院长

2024 年 10 月

朱 序

　　中医药学是中华文化智慧的结晶，在几千年与疾病的斗争中不断发展壮大，成为维护人类健康的重要力量。中医药的整体观念与辨证施治的思维模式具有丰厚的中国文化底蕴，体现了自然科学与社会科学、人文科学的高度融合和统一，这正是中医药顽强生命力之所在，也是中医药发挥神奇功效的关键。其实践历经数千年而不衰，并能世代传承不断发展，与经得起检验的良好临床疗效密不可分。

　　《"健康中国2030"规划纲要》明确提出要"充分发挥中医药独特优势"，弘扬当代名老中医药专家的学术思想和临床诊疗经验，推进中医药文化传承与发展。"望京医镜"系列丛书的编写正是我院推进中医药传承与创新的一项重要举措。

　　本套丛书的编写得到了中国中医科学院及望京医院各级领导的大力支持，涵盖骨与关节退行性疾病、风湿病、老年病、心血管病、肾病等专科专病，将我院全国名老中医、首都名中医等专家的临证经验、学术思想、用药经验、特色疗法等进行了挖掘与整理，旨在"守正创新、传承精华"，拓展中高级中医药专业技术人员的专业知识和技能，提升专业水平能力，更好地满足中医药事业传承发展需求和人民健康需要。

本套丛书不仅是对临床经验的系统梳理与总结，更是对中医药在现代医学体系中的价值进行的深入诠释与再认识。这些积累与研究，旨在推动中医药在专科专病方面取得更大的进展，并为现代医学提供更加广泛和深刻的补充与支持。

希望本套丛书能为中医药学术界提供启发，成为从事科学研究和临床工作的中医专业人员的有益参考，同时为患者带来更加有效的治疗方案，贡献中医药的智慧与力量。

中国工程院院士

2024 年 9 月

孙 序

中医药学是中国古代科学的瑰宝，也是打开中华文明宝库的钥匙。习近平总书记号召我们中医药工作者要"把中医药这一祖先留给我们的宝贵财富继承好、发展好、利用好，在建设健康中国、实现中国梦的伟大征程中谱写新的篇章"。

中国中医科学院望京医院成立于 1997 年，秉承"博爱、敬业、继承、创新"的院训精神，不断发展，目前已经成为一所以中医骨伤科为重点，中医药特色与优势显著，传统与现代诊疗技术相结合的三级甲等中医医院。历任领导非常重视对名医学术思想的挖掘与传承工作。本次由望京医院组织编写的"望京医镜"系列丛书，就是对建院以来诸多名医名师临证经验和典型医案的全面总结。

本套丛书覆盖了中医临床多个学科，从临床案例到理论创新，都作了较为详尽的论述，图文并茂，内容丰富，在注重理论阐述的同时，也强调了临床实践的重要性；同时深入剖析了名医们的医术精髓，揭示其背后的科学原理与人文关怀。本套丛书汇聚了众多中医领域的权威专家学者参与编写，他们不仅学术造诣深厚，更在临床实践中积累了丰富的经验。正是由于这些专家的鼎力支持，本套丛书才既具有学术权威性，又贴近临床实际，具有很高的实用价值。

相信本套丛书的出版与发行必将对中医学科的传承发展大有裨益，愿为之序。

全国名中医

中国中医科学院首席研究员

2024 年 10 月

20 世纪 70 年代末，百废待兴、百业待举，为推广中西医结合治疗骨伤科疾病的临床经验，在周恩来总理、李先念副总理等老一辈党和国家领导人的关怀下，成立了中西医结合治疗骨关节损伤学习班，集结了冯天有、尚天裕等一批杰出的医学大家，随后成立了中国中医研究院骨伤科研究所（简称"骨研所"），全国中西医骨伤名家齐聚，开辟了以爱兴院、泽被苍生、薪火相传的新篇章。凡此种种，都发生在北京东直门海运仓的一座小楼内；但与这座小楼相距不过十余里的一片村落与田地中，有一所中医院校与一所附属医院也在冒芽待生。

当时，"望京"还是一片村落，并不是远近闻名的"北京发展最快区域""首都第二 CBD"，其中最核心的区域"花家地"还是一片农田，其命名来源是"花椒地"还是"苇家地"都已难以考证；但无论是"花家地"还是"花椒地"，地上种的究竟是不是花椒已不重要，人们对于这片土地的热爱与依赖，成为了这片土地能够留下名字的重要原因。20 世纪 80 年代后期，花家地的"身份"迎来了 360 度转变，并在 20 世纪 90 年代一跃成为当时北京人口最密集、规模最大的居民区，唯一的现代化社区，曾被冠名为"亚洲最大的住宅社区"。其飞速发展和惊人变化，用"日新月异"来形容都略显寡淡。那田地中的院校，也从北京针灸学院更名为了北京针灸骨伤学院，成为了面向国内外培养中医针灸和骨伤科高级人才的基地；那田地中的医院，也建起了宏伟的大楼，满足着望京众多百姓的就医需求。1997 年，中国中医研究院骨伤科研究所、北京针灸骨伤学院骨伤系、北京针灸骨伤学院附属医院合并，正式成立中国中医研究院望京医院，后更名为中国中医科学院望京医院。

时至今日，骨研所、骨伤系、附属医院的脉络赓续相传，凝聚成望京医院发展壮大的精神血脉，凝聚在"博爱、敬业、继承、创新"的院训精神中，更希望可以凝聚在一套可以流传多年、受益后人的文字之中，所以我们组织全院之力编纂了这套丛书，希望可以凝练出众多前辈的学术思想、医德仁术，为后生所用、造福患者。这套丛书汇集了尚天裕、孟和、蒋位庄、朱云龙、孙树椿等老一辈名医的经验，收录了朱立国、刘祖发、安阿玥、李浩、杨国华、肖和印、吴林生、邱模炎、张宁、陈枫、周卫、赵勇、胡荫奇、夏玉清、徐凌云、高峰、曹炜、程玲、温建民、魏玮等中生代名医的经验。丛书名为

"望京医镜"，医镜者，医者之镜也。我们希望通过著书立说，立旗设镜，映照出名老医药专家的专长疗法、学术思想、人生体悟，启示后人，留下时代画卷中望京医院传承脉络浓墨重彩的一笔，成为医学新生代可学可照之明镜，将"继承好、发展好、利用好"中医药传承创新落到实处。

丛书编写委员会

2024 年 10 月

　　刘祖发教授行医 40 余载，具有深厚的中、西医学功底，在内科急危重症及疑难杂症诊治方面颇有造诣。

　　本书精心收录了 60 余例刘祖发教授成功救治急危重症及疑难杂症（包括脓毒症、休克、多器官功能障碍综合征、老年重症肺炎、重症急性胰腺炎、慢性阻塞性肺疾病急性发作、顽固性头痛等）的典型案例。顽固性头痛是刘祖发教授擅长治疗的疾病之一。本书系统整理了刘祖发教授在头痛治疗方面的三富经验，"临证分析"部分展示了刘祖发教授在面对复杂病情时的独特视角与灵活应对方式，体现了中医学的"整体观念"与"辨证论治"的核心思想。本书通过对这些案例的详细阐述，使读者可以更加深入地了解刘祖发教授在急危重症、疑难杂症救治方面的辨病辨证经验及中医在这些疾病中的临床疗效，从而增强对中医的信心。

　　辨证论治是中医学的核心思想之一。本书详细阐述了刘祖发教授辨证论治的临证思维，展现了中医学在急危重症救治方面的独特优势。刘祖发教授重视中医学"同病异治""异病同治"的科学性与灵活性，在辨证施治中强调既要辨病，又要辨病因、辨经络，要掌握辨证施治的精髓，做到理法方药一线贯穿。

中医经典是古代医家智慧与经验的结晶，更是中医理论与实践相结合的产物，对于现代中医临床、教学及科研具有不可估量的价值。刘祖发教授酷爱研习中医经典，正是在熟读经典、取其精华的基础上，练就了深厚的中医学功底，从而在面临各种危急复杂的病情时能找准辨证方向，并取得良好疗效。本书中的所有医案分析均从中医经典出发，以强调中医经典在临床中的重要指导作用。

众所周知，中医的不传之秘在于药量。刘祖发教授通过在经典中寻找渊源、在实践中总结经验，形成了自己独特的方药应用心得。本书对刘祖发教授常用方药的量效关系进行了阐述，并专设"方药应用"一章，以期对读者有所启迪。

本书的编写，遵循了科学性、严谨性、实用性的原则。本书中的所有医案均来源于真实诊疗过程，且经过严格的筛选与整理，力求准确反映刘祖发教授的诊疗经验。本书通过介绍刘祖发教授的一系列具有代表性、启发性的中医诊疗案例，深入剖析了疾病本质，探讨了治疗难点，展现了中医治法的独特魅力与显著疗效。期望本书能够帮助读者深刻理解中医理论的精髓，掌握临床诊疗的思维方式，提高解决实际问题的能力。

ABE   实际碱剩余

ALT   丙氨酸氨基转移酶

AMY   淀粉酶

AST   天冬氨酸氨基转移酶

BNP   B 型钠尿肽

BP   血压

BUN   血尿素氮

Ca^{2+} 钙离子

CK   肌酸激酶

CK-MB   肌酸激酶同工酶

Cl^{+} 氯离子

CRE   肌酐

D-D   纤维蛋白降解产物

EF   射血分数

FT₃	游离三碘甲状腺原氨酸
FT₄	游离甲状腺素
GLU	血糖
HbO₂	氧和血红蛋白
HCO₃⁻	碳酸氢根离子
HGB	血红蛋白
HR	心率
ICU	重症监护室
IC-6	白介素-6
K⁺	钾离子
L%	淋巴细胞百分比
LA	乳酸
MRI	磁共振成像
N	中性粒细胞
N%	中性粒细胞百分比
Na⁺	钠离子
P	脉搏
PaCO₂	动脉血二氧化碳分压
PaO₂	动脉血氧分压
PCT	降钙素原
PET	正电子发射断层显像
pH	酸碱度

PLT	血小板
R	呼吸
RBC	红细胞（计数）
SaO_2	动脉血氧饱和度
T	体温
TnT	肌钙蛋白T
TSH	促甲状腺激素
TT_3	总三碘甲状腺原氨酸
TT_4	总甲状腺素
WBC	白细胞（计数）

目 录

第一章　学术思想 / 1

　　一、医家小传 / 1

　　二、学术思想介绍 / 8

第二章　临证心得 / 24

　　一、内科急危重症治疗经验 / 24

　　二、顽固性头痛治疗经验 / 46

第三章　方药应用 / 93

　　一、运用柴胡加龙骨牡蛎汤的临床经验 / 93

　　二、运用升降散的临床经验 / 101

　　三、运用龙胆泻肝汤的临床经验 / 109

　　四、运用乌梅丸的临床经验 / 115

第四章　医案精选 / 126

　　案 1：肺部感染、肝脓肿、脓毒症休克 / 126

案 2：重症胰腺炎、脓毒症休克、多器官功能障碍

综合征 / 129

案 3：肛周脓肿、脓毒症休克、多器官功能障碍

综合征 / 132

案 4：易感冒、支气管扩张反复发作 / 136

案 5：慢性肾盂肾炎反复急性发作 / 139

案 6：不明原因长期发热（一）/ 141

案 7：不明原因长期发热（二）/ 143

案 8：长新冠综合征之湿热内蕴证 / 146

案 9：系统性红斑狼疮长期低热之阴盛格阳证 / 148

案 10：反复晕厥、咳嗽气喘之饮郁化热、阳虚

风动证 / 150

案 11：支气管哮喘、神经源性水肿之痰瘀

伏肺证 / 154

案 12：不明原因胸痛 / 156

案 13：高血压之肾阳亏虚证 / 158

案 14：高血压之膀胱气化失司证 / 160

案 15：假性延髓麻痹、心律失常（频发室性期前收

缩伴二联律）/ 163

案 16：脑梗死后顽固性周期性呃逆 / 166

案 17：三叉神经痛 / 168

案 18：甲状腺功能亢进 / 170

第一章　学术思想

一、医家小传

　　刘祖发，男，1963年10月生，湖北省天门市人，中共党员，医学博士，主任医师，博士研究生导师。中国中医科学院望京医院综合内科知名专家、急诊科副主任兼重症医学科负责人，国家中医药管理局"十二五""十三五"急诊重点专科学术带头人。世界中医药学会联合会急症专业委员会副会长，中华中医药学会急诊分会常务委员，"北京名中医身边工程"专家团队负责人。中医、中西医结合住院医师规范化培训国家卫生和计划生育委员会"十二五"规划教材《中西医结合急救医学》编委，全国中医药行业高等教育"十三五"规划教材《中西医结合急救医学》编委，普通高等教育"十三五"规划教材《中医急重症学》编委。

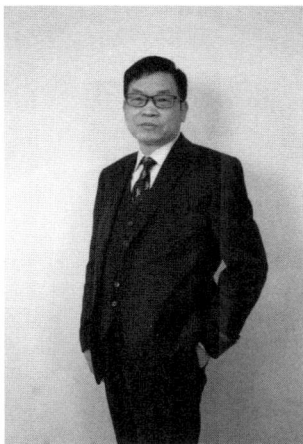

　　刘祖发于1980年通过高考进入宜昌医学专科学校中医班。

因自幼目睹农村的缺医少药，所以他坚定地选择了中医专业。在三年的学习中，他如鱼得水，广泛阅读中医历代名著。老师的教诲以及见习、实习中的所见所闻，让刘祖发深深爱上了这个专业。特别是在一次实习时的医疗实践中，刘祖发对中医疗效惊叹不已。当时他遇到了一位卵巢癌晚期的中年女性，该患者已在内科病房住了半个多月，全身消瘦，精神极差，每日恶心且呕吐大量含白色黏液的胃内容物，无法进食，经过肌内注射甲氧氯普胺、静脉滴注维生素 B_6 和氯丙嗪治疗毫无效果。带教老师是一位曾经参加过"西学中"培训的西医医生。刘祖发据患者呕吐虽重但不口渴的特点，觉得该患者的症状与《金匮要略》中所说的痰饮呕吐很相似："呕家本渴，渴者为欲解，今反不渴，心下有支饮故也，小半夏汤主之。"又云："卒呕吐，心下痞，膈间有水，眩悸者，小半夏加茯苓汤主之。"遂刘祖发建议用小半夏加茯苓汤，带教老师欣然采纳，原方未作药味加减，予半夏 10 g、生姜 10 g、茯苓 30 g。第二天早上查房，患者呕吐大减，有了食欲，还喝了几口稀饭。大家都惊奇不已，始知中医"药若对证，效如桴鼓"。

1983 年 7 月毕业后，刘祖发回到家乡基层医院从事内科工作。通过三年的临床实践，他虽在专业方面有不少收获，但也深感自己知识的不足，每看《伤寒论》《金匮要略》时，刘祖发总有一种"知其然不知其所以然"的感觉，遂决定报考中医学硕士研究生。1989 年他顺利通过考试，被湖北中医学院（现为湖北中医药大学）录取为内科硕士研究生。

1989 年 9 月—1992 年 7 月硕士研究生学习期间，刘祖发系统重温了中医经典。李今庸、邱幸凡、杨百茀、田玉美、梅国强等名师的讲座极大地开拓了他的视野，完善了他的知识结构。2003 年，刘祖发在湖北省举办的"全省中医四大经典知识竞赛"中获得了第一名。学习之余，他常利用周六、周日的时间跟随多位老师出诊，如熊魁梧、周祖球教授，这些老师的临床经验令他终身受益。他的导师魏发善教授擅长治疗内科疑难病证，尤其是神经系统疾病及精神疾病，如癫痫、偏头痛、眩晕、顽固性失眠、重症肌无力、肌萎缩等。魏教授在痰病（如难治性癫痫大发作）治疗方面造诣极深。难治性癫痫是指采用抗癫痫药物正规治疗后，癫痫仍得不到控制而频繁发作。对此魏教授从痰立论，认为痰挟瘀血、结成窠囊为其病理基础，气逆生风、挟痰兼瘀、闭阻心窍、流窜经隧为基本病机。魏教授以化痰活血、息风通络、开窍定痫为治疗原则，自拟经验方——痫复康，药用法半夏、竹茹、枳实、茯苓、胆南星、郁金、丹参、全蝎、乌梢蛇、鸡血藤、天麻、钩藤等，同时加用马钱子。马钱子由《医林改错》的龙马自来丹简化而来，由医院药房将马钱子药材制成每粒重 0.3 g 的颗粒，患者服用时从 1 粒起步，大部分难治性癫痫患者在服用痫复康的基础上，加用 1 粒马钱子即可见效，只有极少患者需加至 3～4粒。魏教授对病、证、专方、专药的辨识，超乎常人。对于部分顽固性偏头痛及严重的失眠患者，魏教授从痰瘀论治，常能收到意想不到的效果。魏教授对于疑难杂症重视辨病，常深入探求其病理，认为许多疑难杂症病机复杂，治疗需要多法联用。如对临床常见而治疗棘手的椎基底动脉供血不足性眩晕，症见头昏、头重、步态不稳，魏教授从风、痰、瘀、虚立论，自拟通脉定眩汤：天麻15ｇ、钩藤15ｇ、葛根15ｇ、川芎15ｇ、鸡血藤30ｇ、白术10ｇ、泽泻20ｇ、法半夏10ｇ、山茱萸15ｇ、黄芪20ｇ、枸杞子15ｇ、何首乌15ｇ。随症加减，常能收到理想疗效。刘祖发通过三年的跟诊学习，耳濡目染，对辨病与辨证的关系有了新认识，临床辨证能力上了一个新的台阶。

刘祖发1992年硕士研究生毕业后留在湖北中医学院附属医院神经内科工作，1995年到湖北医科大学第一临床学院神经内科进修一年，自此他对神经系统疾病的定位定性诊断及治疗有了系统的认识。刘祖发身处临床、教学、科研一线，能够很好地胜任本职工作，于1994年晋升为主治医师，2000年1月顺利晋升为副主任医师、副教授。为进一步提高自己的业务水平，刘祖发于2001年9月—2004年7月在湖北中医学院攻读中医内科学博士学位。刘祖发的博士生导师陈如泉教授为首届全国名中医，擅长治疗内科疑难杂症，是我国中医学界内分泌和血液病方面的大家，尤其对甲状腺疾病的研究极其深入、细致。陈教授认为，甲状腺功能亢进症属中医"瘿气""瘿病"范畴，并推崇王孟英的"外感由肺而入，内伤从肝而起"，认为该病涉五脏，重在肝，病起多途，火毒为患；甲状腺功能减退症以阳虚为本，病在脾肾，旁涉心肝肺，疾病日久，变症丛生。陈教授强调疏肝解郁法在甲状腺功能减退症治疗中的作用，对于肝阳虚而症见情志抑郁、急躁易怒、胆怯易惊、巅顶及太阳穴疼痛、肢体震颤麻木等的甲状腺功能减退症疑难病患者，采用温肝调补法，常用附子、吴茱萸、小茴香、当归、淫羊藿、仙茅、熟地黄、山茱萸等，收效甚捷。无论是对于甲状腺结节、甲状腺囊肿，还是对于甲状腺功能亢进症合并胫前黏液性水肿、甲状腺相关眼病，陈教授均有独特见解。经过长期的临床经验积累，陈教授总结出治疗甲状腺疾病的系列方：复方甲亢片、消瘿甲亢片、活血消瘿片、理气消瘿片。经过三年的学习，刘祖发的专业素养得到了巨大提升，他明白了中医治病不仅要辨证，更要辨病，对每一个病都要细心研究，找出其特殊病因病机，才能提高疗效。

刘祖发 2004 年 7 月博士毕业，进入中国中医科学院望京医院急诊科工作，2009 年于北京协和医院急诊科进修学习，对急危重症的诊断及处理有了进一步提升。通过长期的临床实践，刘祖发采用中西医结合方式治疗内科急危重症，取得了较好的临床疗效。如对于急性脑梗死溶栓治疗后患者，采用益气活血方能提高溶栓疗效，减少并发症；对于 ICU 患者的腹泻，予以温补脾肾方法，疗效理想；对于老年重症肺炎，采用益气养阴、化痰活血法能提高疗效；应用重剂回阳救逆方，常能使休克患者转危为安。对于外感热病，他强调应首辨寒、温、湿，灵活运用六经、卫气营血、三焦辨证，注重病证结合。对于内科疑难杂症，他主张辨病与辨证相结合。刘祖发不仅擅长救治内科急危重症，在中西医结合治疗急性心脑血管疾病、脓毒症、重症肺炎、休克、多器官功能衰竭等方面经验丰富，而且对内科疑难杂症（如顽固性头痛、眩晕、严重失眠、肌无力、震颤、癫痫、高血压、冠心病、慢性咳嗽、哮喘、甲状腺疾病、胃脘痛等）的诊疗有独特见解，并能取得良好的临床疗效。

2019 年 12 月底，刘祖发主动请缨，报名参加医院抗疫医疗队。2020 年 8 月，受国务院国有资产监督管理委员会和国家中医药管理局指派，刘祖发作为国家中医药管理局赴境外中医抗疫医疗队专家组组长，与本院王彬主任医师、裴树亮副主任医师组成专家组，随国家中医医疗队一起到伊拉克参与抗疫工作。伊拉克不仅气温高，而且战争动乱频繁，出行时需身穿防弹衣、戴头盔，尽管如此，刘祖发始终以饱满的精神努力工作，急患者之所急，想患者之所想。如刚到基地，就有个孟姓患者听到医疗队到来的消息，强烈要求从当地医院转来救治。患者孟某，男，41 岁。7 月 9 日中午下班吃完饭后感觉发热，第 2 天自测体温 38.9 ℃，自服连花清瘟胶囊，时微汗。第 3 天食欲极差，吃不下东西，口干口苦，大便溏。7 月 18 日因高热、胸闷、呼吸困难至当地医院接受治疗。入院时体温

39.3 ℃，胸闷，呼吸困难，血氧饱和度 80%。经过一周的住院治疗，7 月 24 日患者体温正常，仍然呼吸短促，胸闷，食欲不佳，血氧饱和度 88%。8 月 1 日出现眩晕，视物旋转，无恶心呕吐，无耳鸣耳聋。当地医院给予静脉滴注地塞米松、万古霉素、对乙酰氨基酚等治疗，但症状无缓解，患者情绪波动很大。虽然医疗队条件有限，患者又属于新型冠状病毒感染危重型，刘祖发仍组织医疗队进行讨论，并经上级同意后，于 8 月 6 日将患者接至基地。患者当时胸闷，呼吸困难，眩晕，视物旋转，恶心欲呕，难以站立走路，全身乏力，食欲不振，稍感口干口苦，大便正常，血氧饱和度 88%。舌淡胖有齿痕，苔薄白，脉弦。刘祖发辨证为肺脾气虚，肝郁气滞。治疗予吸氧（制氧机提供）；口服加味逍遥散颗粒及补中益气丸。患者病情迅速好转，8 月 8 日眩晕明显减轻，精神好转，可床边站立。后饮食逐渐增加，8 月 11 日未吸氧，血氧饱和度 94%，室内行走自由，8 月 14 日已能自行散步 3000 余步。

医疗队克服重重困难，历时 1 个月，成功救治了 124 例患者，实现了"一个百、三个零"，即：中医药治疗率 100%，新型冠状病毒核酸检测阳性患者清零，轻型/普通型患者转重型者为零，医务人员零感染。此次援外抗疫工作取得圆满胜利，医疗队出色地完成了任务，受到上级领导的表彰。刘祖发担任急诊重症感染科支部书记 10 余年，该支部先后被中国中医科学院、国家中医药管理局、国家卫生健康委员会授予

"先进基层党组织"称号，2021年被中央和国家机关工作委员会授予"中央和国家机关先进基层党组织"称号。

二、学术思想介绍

刘祖发酷爱中医经典，工作之余常反复研读，努力钻研，领会要旨。他热爱临床工作，师承魏发善、陈如泉教授，确立了中医的治病思维。在治疗内科急危重症、疑难杂症的实践中，他反复领会《黄帝内经》《伤寒论》《金匮要略》《温病条辨》的精髓，广泛学习历代著名医家著作，如《内外伤辨惑论》《温疫论》《景岳全书》《医宗金鉴》《医学心悟》等，对近代及现代医学学派（如中西医汇通学派、龙砂学派、火神派）的理论均有涉猎。刘祖发认真研究各医家的学术经验、临床思维及经典处方，兼容并蓄，反复实践，又结合现代医学的发展和社会环境变化，不断探索、创新、完善，在中医内科急危重症及疑难杂症诊治方面积累了丰富的经验。他充分发挥中西医结合优势，成功救治大量急危重症（包括各种昏迷、休克、急性肾功能不全、心功能不全、重症肺炎、呼吸衰竭、弥散性血管内凝血、脓毒症、急性呼吸窘迫综合征、多器官功能衰竭、急性中毒等）患者，守住了患者生命的最后一道防线，彰显了中西医结合防治急危重症的特色和优势。刘祖发勤求古训，博采众长，对很多疑难病的病因病机有自己的认识，选方用药有独到经验，常能取得出人意料的疗效。

（一）辨证更要辨病，辨病纲举目张

中医思维模式的核心就是将脏象、阴阳、五行、精气学说等中医的基本理论结合起来，"天人相应""取象比类"就是中医的思维方式。西医思维是"见著知微"，通过各种检查，寻找出局部病灶、病原微生物，思维方式以逻辑思维为主；中医思维是"见微知著"，通过观察症状和体征推断经络、脏腑、气血津液病变及它们间的相互联系，如头痛可能要医脚，咳嗽可能要去治肝，思维方式以形象思维为主。中医学有两个基本特点：一是整体观念，二是辨证论治。中医强调辨证的重要性，同病异治、异病同治很普遍。见到病，首先考虑证，根据证而非病来用药，中医治疗的是证候而不是病。刘祖发认为强调辨证并不妨碍辨病。《金匮要略》就是以辨病与脏腑辨证相结合的方式辨治杂病的。不仅要运用中医学的四诊收集资料，运用中医的辨证思路去辨证，还要辨病、辨经络，运用中医的思维去开方用药，这样才能达到预期的效果。

1. 辨病能更好地四诊合参

准确地望闻问切以及对四诊资料进行细致的分析，是辨证的前提。《黄帝内经》云："见其色，知其病，命曰明；按其脉，知其病，命曰神；问其病，知其处，命曰工。"《难经》云："经言：望而知之谓之神，闻而知之谓之圣，问而知之谓之工，切脉而知之谓之巧。"实际上我们即使四诊合参，也难保证辨证准确。古代医家进行了很多探索，如元代医家朱丹溪

的《脉因证治》凭脉寻因寻证施治；明代医家秦昌遇《症因脉治》先辨其症，次明其因，再切其脉，据症、据因、据脉用治。临床上常会出现阳证见阴脉、阴证见阳脉、舌症不符、舌脉不符的情况，何时舍症从脉？何时舍脉从症？此时应先辨病，再来分析四诊获得的资料，往往能够纲举目张。《伤寒论·辨脉法》曰："问曰：脉有阴阳，何谓也？答曰：凡脉大、浮、数、动、滑，此名阳也；脉沉、涩、弱、弦、微，此名阴也。凡阴病见阳脉者生，阳病见阴脉者死。"伤寒病阳脉多见于阳证、实证，阴脉多见于阴证、虚证。医家常说，伤寒病"有一分恶寒便有一分表证"，伤寒阴脉（微），治疗时需回阳救逆，用四逆汤。但温病（瘟疫）恶寒是阳郁所致，恶寒越重，阳郁越厉害，见阴脉提示热毒内郁重，见阳脉则阳郁轻。故清代余师愚《疫疹一得》创清瘟败毒饮治疗"淫热之疫"，根据脉象使用不同剂量，浮大而数者用小剂，沉而数者用中剂，六脉沉细而数者用大剂。明代吴又可《温疫论》中有一个病案：施某，男，年四旬，禀赋肥甚，现发热，咽喉肿痛，不时太息，口燥舌干，渴思冰水，心腹胀满，按之痛甚，小便赤涩，得涓滴则痛甚，指甲青黑，四肢逆冷，通体肌表如冰。舌有苔刺，六脉如丝，寻之则有，稍轻则无。前医认为，《伤寒全生集》谓手足厥冷过肘膝便是阴证，现体厥加阴脉，主附子理中汤；后医认为，阳证当下；更请一医，言阴毒所致。其兄叠延三医，皆言阴证，乃进附子汤，下咽如火，烦躁顿加，逾时而卒。此案误在辨病错误，导致对体厥、脉象的解读有误。先识病可以帮助我们更好地分析四诊收集的资料，准确辨证。

2. 辨病能更好选方用药

临床上，当我们准确地辨证后，如何准确选方有时候是费神的事。比如补益气血的方剂，不仅有经方，还有时方，辨病可以帮助我们更准确地选择。举例说明一下。

例1 患者张某，女，73 岁，2019 年 3 月 7 日来门诊就诊，主诉胃痛、腹胀、消瘦 3 个月余。患者 3 个月前出现胃脘胀满，时隐痛，未予注意。1 个月前发现体重下降了 5 kg，于 2019 年 2 月 26 日入我院肿瘤科就诊，胸部 CT 示右肺上叶团片影，患恶性肿瘤的可能性大。随即到另一家医院再诊，PET 提示右肺上叶团片状实变影，葡萄糖代谢增高，可能为恶性肿瘤。两家医院胸外科专家阅片后认为患者处于肺癌晚期，不宜手术，建议靶向药治疗。由于基因检测阴性，只能寻求中医治疗。既往患者身体偏弱，无特殊病史。刻下症：极易感冒发热，每月感冒 2 ~ 3 次，每次发热持续近 1 周，形体消瘦，面色白而少华，周身乏力，偶咳嗽，干咳少痰，痰白，上腹时胀隐痛，不欲饮食，口淡乏味，睡眠一般，大便略溏。查体：BP 105/70 mmHg，神清，HR 80 次/分，双肺未闻及干湿啰音，腹软，无压痛。舌质淡，苔薄白，脉弱。中医辨病为虚劳，遂予薯蓣丸加减。

山药 30 g	当归 10 g	桂枝 10 g
熟地黄 15 g	太子参 15 g	川芎 10 g
白芍 10 g	炒白术 10 g	麦冬 10 g
苦杏仁 10 g	柴胡 10 g	桔梗 10 g
茯苓 30 g	阿胶 10 g	干姜 10 g
防风 10 g	大枣 10 g	炙甘草 3 g

7 剂，日 1 剂。应用此方加减治疗后患者感冒持续时间明显缩短，次数明显减少。治疗至 8 月底，以后未感冒。9 月患者自觉身体似乎已恢复，精神好转。家属欲行手术，复查肺部 CT，发现肿块消失。

此例患者主要表现为体弱消瘦，辨病时很容易得出"虚劳"的诊断，虚劳患者反复感冒发热，我们自然会想到用《金匮要略》薯蓣丸加减，"虚劳诸不足，风气百疾，薯蓣丸主之"。

例2　患者张某，女，75 岁，2021 年 2 月 26 日前来门诊就诊。主诉：发现患急性髓系白血病近 2 个月。患者因感冒发热 2 天于 2020 年 12 月 28 日至某三甲医院就诊。血液检查示：白细胞减少，可见可疑原始细胞；成熟红细胞大小不等，未见有核红细胞及红细胞包涵体，血小板少。2020 年 12 月 29 日骨髓穿刺示：急性髓系白血病？2020 年 12 月 31 日于某医院血液肿瘤科住院治疗，诊断为急性髓系白血病，先行 1 周期阿扎胞苷＋维奈托克治疗，化疗后出现重度骨髓抑制、重度粒细胞缺乏伴发热、低血压、肺部感染及胸腔积液，患者身体状况极差，遂出院转来寻求中医治疗。刻下症：坐于轮椅上，头无力抬起，伏于诊断桌，声音低微，气短不足以息，心慌胸闷，身上微汗出，食欲极差，四肢厥冷。查体：BP 70/50 mmHg，神清，极度消瘦，HR 110 次/分，双肺可闻及细湿啰音，腹软无压痛。舌质淡苔少，脉微数。西医诊断：急性髓系白血病。中医诊断：虚劳。辨证：气血两虚。治法：益气滋阴，通阳复脉。方药：炙甘草汤加减。

炙甘草 15 g	生晒参 10 g	桂枝 6 g
干姜 5 g	麦冬 15 g	生地黄 30 g
火麻仁 15 g	大枣 20 g	阿胶 10 g
鸡内金 10 g	生麦芽 30 g	

7 剂，日 1 剂，另加藏红参 10 g 炖服。复诊时，坐于轮椅上，诸症略减，头可抬起，食欲增加。以此方加减治疗 1 个月后，患者可从轮椅上站起并坐到凳子上就诊。3 个月后，患者可在家人陪伴下步行到诊室。

急性髓系白血病患者经化疗后，正气受到极大损伤，首先进行辨病，虚劳的诊断很容易明确，患者现在除极度虚弱外，血压低，可用《金匮要略·血痹虚劳病脉证并治》治疗虚劳的炙甘草汤，"治虚劳不足，汗出而闷，脉结悸"，此方具有复脉升血压的作用，后世称之为复脉汤。炙甘草汤口味甘甜，对这样极度虚弱、食欲不振的患者尤为合适。患者元气大亏，加藏红参，有独参汤之意。

（二）辨证更要辨病因，探求病因是根本

病因一般分为外感和内伤，外感包括六淫邪气，内伤主要包括情志过激、饮食不调、劳逸失度。临床上除辨证、辨病之外，有时候需审证求因，从分辨病因入手，在对疑难病进行治疗时常能收到事半功倍之效。

例1 患者陈某，男，15岁，2021年6月11日前来门诊就诊，主诉发现患高血压1年余。患者去年3月体检时测血压160/100 mmHg，偶轻度头晕，余无不适，降血压治疗效果不显，血压维持在（150～160）/（80～100）mmHg。于2021年5月6日在一家儿童医院住院治疗，诊断为原发性高血压，口服苯磺酸氨氯地平片7.5 mg qd，效果不显，于2021年5月10日出院，转门诊治疗，口服苯磺酸氨氯地平片7.5 mg qd，福辛普利钠片10 mg qd，血压仍为160/90 mmHg，遂寻求中医治疗。既往身体健康，从小喜爱足球运动，嗜饮冰冷可乐，有高血压家族史。刻下症：偏肥胖，身体壮实，偶轻微头晕，无其他不适，饮食及睡眠可，大小便正常。查体：BP 165/95 mmHg，神清，HR 80次/分，律齐，腹软无压痛。舌淡略胖，苔白，脉弱。西医诊断：高血压。中医诊断：眩晕。病机：脾胃虚弱，清阳不升。治法：补中益气。方药：补中益气汤加减。

黄芪30 g	太子参30 g	炒白术10 g
当归10 g	陈皮10 g	升麻6 g

柴胡 6 g　　　　制附子 6 g　　　　肉桂 6 g

干姜 10 g　　　　黄柏 5 g　　　　炙甘草 3 g

7 剂，日 1 剂。嘱勿停西药。复诊时诉，服中药第 2 天测血压 125/85 mmHg，考虑到长期服西药降压药无效，遂停服降压药，从第 3 天开始直到今天，血压均正常。二诊之后，由于学习繁忙，加之监测血压均在正常范围，间断治疗了 1 个月，血压均正常。三诊之后，未再就诊。1 年后该患者介绍一类似患者前来就治，诉其血压至今正常。

该患者平日嗜食冷饮，舌淡胖苔白，考虑其为久食冷饮，损伤脾阳，致阳气亏虚，清阳不升，体内气机该浮不浮。关于此病机李东垣在《内外伤辨惑论》中论之最详，《内外伤辨惑论·卷中》的"饮食劳倦论""暑伤胃气论""肺之脾胃虚方"和"肾之脾胃虚方"，这是李东垣根据《黄帝内经》"藏气法时论"按春升、夏浮、秋降、冬沉依次写作而成。眩晕的常见病因有二类："此病多因血虚而得之。又有胃虚过食冷物，郁遏阳气于脾土之中。"李东垣所谓的血虚，是指脾胃之气虚，由过度劳倦而得，故"血虚以人参补之"。"胃虚过食冷物"致"郁遏阳气于脾土之中"，亦可见眩晕。此例患者长期嗜冰冷可乐，损伤脾胃，致"郁遏阳气于脾土之中"，予补中益气汤加减以"补其中，升其阳"。针对脾胃损伤的病因进行治疗，可取得出乎意料的效果。对于本患者，如果不从病因辨证入手，而按常规对症状、舌脉进行辨证，很难取得同样的疗效。

刘教授曾治疗一例顽固性头痛患者，该患者为男性，65岁，头涨痛40余年，始则头部涨痛，每遇心情烦闷和用脑过度发作，持续1~2天，全身乏力，易出汗，无恶心呕吐，诊断为血管神经性头痛，长期口服西药止痛药及中药。从20年前开始，患者头痛加重，为持续性头痛，整天头涨痛，头昏昏沉沉，严重影响工作和生活，到多家医院就诊，均诊断为紧张性头痛，每日口服抗焦虑药及止痛药4种，中药也一直服用，症状稍减轻。舌淡红苔薄，脉弱。追问病史，患者清楚记得，头痛第1次发作是年轻时夏季大热天在田间干活，中午回家出现头痛，休息后缓解。遂考虑头痛为暑热之邪伤气耗津，脑失所养所致，治以清暑益气，养阴生津，予王氏清暑益气汤加减，收效甚捷，服药3剂症状就明显改善。从病因辨证入手，是辨治疑难病的一条途径。

（三）用药在量，量在效先

关于中药的剂量，历来争议很大，刘教授认为，我们在临床用药时既要尊重《中药学》《中华人民共和国药典》确定的中药常用量的权威性，又要为提高临床疗效不断探索中药的超常用量的使用。超常规剂量的中药的安全使用，常是治疗疑难杂症的法宝。《灵枢》云"效之信，若风之吹云，明乎若见苍天"，疗效始终是中医药发展的生命线。古人云中医不传之秘在于药量，药物剂量与疗效密切相关，有些中药剂量越大，疗效越强。比如白术，生用能益脾阴，润肠通便，常用于脾阴亏虚证及老年人脾虚便秘证，此时用量宜大，应从 30 g 起步，用 60～90 g 效好，多者可用 150～250 g。现代研究发现，茯苓在 25 g 以下无明显利尿作用，用 30 g 时才有利尿作用，用 100 g 时利尿作用最强。半夏大于 30 g 安神效果好，吴鞠通用到"二两"。兹举两例说明之。

例1 杨某，男性，77 岁。2019 年 8 月 5 日患者突然出现意识不清 3 小时，由神经科转入 ICU。患者于 2019 年 7 月 24 日因"左侧肢体活动不利 5 小时"收入我院神经科。入院时患者神清，左侧肢体活动不利，不能行走，头晕，恶心，小便频，大便干，3～4 日一行。查体：T 36 ℃，P 97 次/分，BP 172/102 mmHg。神清，鼻唇沟右侧变浅，伸舌略右偏，左上肢及下肢肌力 0 级，余肢体肌力正常。舌淡暗，苔白，脉弦滑。头颅 CT 示脑内多发腔隙性脑梗死，右侧颞枕三角区缺血性脑梗死。中医诊断为中风（中经络），西医诊断为急性脑梗死。予中西医结合治疗。2019 年 8 月 5 日患者突然出现意识不清，血压下降至 74/50 mmHg，心率 112 次/分，11∶00 转入 ICU。转入时患者浅昏迷，BP 75/40 mmHg，双侧瞳孔等大等圆，对光反射灵敏。左肺可闻及少量湿啰音，HR 88 次/分，律齐。腹软，左上肢及下肢肌力 0 级。20 年前因喉癌行手术治疗，颈部留有气管造瘘口。有冠心病史 20 余年，9 年前患非霍奇金淋巴瘤。诊断：低血容量性休克、急性脑梗死、冠心病、非霍奇金淋巴瘤、喉癌手术后。经扩容补液、血管活性药间羟胺维持循环等治疗，次日患者生命体征稳定，开始将升压药间羟胺减量，但每次减量后，患者血压均会下降。持续10天，升压药始终不能减量。观察发现患者无明显诱因出现阵发性全身出汗，每次出汗都是全身大汗淋漓，随即血压下降至75/50 mmHg，此时患者神志清楚，精神倦怠，无发热，无胸闷喘憋，四肢凉。患者阵发性汗出，一日数次，舌淡，苔白，脉弱。辨证为肝风内动，阳气欲脱，治以温阳敛汗，益气固脱，予四逆汤合来复汤加减。

黑附子 30 g	干姜 9 g	炙甘草 9 g
肉桂 10 g	山茱萸 15 g	白芍 15 g
生龙骨 30 g	生牡蛎 30 g	生晒参 10 g（另煎）

3剂，水煎煮，日1剂，分2次服。服用3天后患者仍汗出、血压下降，病情无减轻。遂逐渐增加主要中药药物用量，2019年8月28日将黑附子增至90 g、山茱萸增至60 g，服药3天后，患者汗出明显减少，四肢温，升压药逐渐减量，2019年9月2日完全停用升压药，血压可维持在80/50 mmHg以上。上方黑附子增至120 g，3剂后，患者汗出停止，血压维持在110/65 mmHg以上，转回神经科后出院。

此例患者能成功停用升压药，全赖中药温阳敛汗，益气固脱。黑附子、山茱萸量大力宏，方能见功。附子功善回阳救逆。张锡纯认为"凡人元气之脱，皆脱在肝。故人虚极者，其肝风必先动，肝风动，即元气欲脱之兆也"，而"盖萸肉之性，不独补肝也，凡人身之阴阳气血将散者，皆能敛之，故救脱之药，当以萸肉为第一"。

例2 张某，女，55岁。2021年9月10日初诊。主诉：全身疼痛10年，腕关节、肩关节、手指关节疼痛尤甚。患者因"间断头痛、头晕3月"于2012年6月13日在某三甲医院住院治疗，伴有全身疼痛，腕关节、肩关节、手指关节疼痛明显，肿痛伴烧灼感，手不能握拳，夜间加重，遇冷加重。饮食可，无口干口苦，大便溏。查体：神志清，神经系统检查未见异常。腰穿脑脊液检查显示：细胞总数52个/mm^3，有核细胞数26个/mm^3，脑脊液蛋白0.79 g/L，真菌试验阴性，脑脊液相关抗体及血自身抗体未见异常。脑电图额颞区稍慢波。头颅增强MRI：右侧放射冠新发腔梗。综合考虑为中枢神经系统病变：颅内感染？小血管炎？给予降颅内压、抗病毒、抗感染、激素对症治疗，患者头痛好转，出院诊断：①颅内多病变，感染？小血管炎？②焦虑伴抑郁状态。予泼尼松口服治疗，半年后遵医嘱停服，但全身关节疼痛难忍，多处寻求治疗。2017年7月再次住院治疗，诊断同前，治疗效果仍不理想。此后，患者只在多家中医院寻求中药治疗。现患者时有头晕，全身疼痛难忍，不能上班和操持家务，关节疼痛尤甚，夜间加重，手指关节疼痛、肿胀，肿处有灼热感，关节疼痛屈伸不利，起身、行走均感困难，身痛遇冷则加重，遇热减轻，畏寒肢冷，夏天不能吹电扇、空调，需穿薄棉袄，双手在夏天也不能接触凉水，夜寐不安，饮食一般，无口干口苦，大小便可。舌淡红，苔白，脉沉。中医诊断：痹证（痛痹）。辨证：风寒湿邪，痹阻关节。治法：通阳行痹，祛风逐湿。方药：桂枝芍药知母汤。

附子 30 g	干姜 10 g	细辛 3 g
肉桂 10 g	乳香 10 g	没药 10 g
当归 10 g	丹参 10 g	黄芪 30 g
白芥子 10 g	麻黄 5 g	白芍 30 g
防风 10 g	乌梢蛇 20 g	炒白术 15 g
知母 10 g	生姜 10 g	甘草 10 g

7剂，水煎服，日1剂。服药1周，患者自觉症状无减轻，原方加重附子用量至60 g，余药不变，继用7剂。复诊时患者手指胀痛稍减轻，其他无明显变化，治疗原方不变，至10月22日，患者全身关节疼痛减轻，睡眠好转。将附子加量至90 g，7剂后患者全身疼痛明显好转，上方服至2021年12月24日时，将附子加至120 g，服完7剂，患者身体疼痛基本消失。

从以上病例可以看出，在治疗疑难重症时重用某些药物，充分发挥药物个性之长，是中医临床常用的法宝之一，也是历代医家所说的中医不传之秘在药量的原因所在。在中药的量效关系的研究中，有效剂量是重要的内容之一，关于药物的最佳有效剂量、药物安全剂量，还有待于中医药研究者继续研究。

（四）经络辨证，寻病之途

经络辨证是以经络学说为理论依据，对患者的若干症状、体征进行综合分析，以判断病属何经、何脏、何腑，从而进一步确定发病原因、病变性质、病理机转的一种辨证方法，是中医诊断学的重要组成部分。脏腑辨证侧重于分析脏腑功能失调所出现的各种症状，而经络辨证则主要关注经脉循行部位出现的异常反应，是脏腑辨证的补充，对疑难杂症的辨证治疗有极大裨益。兹举二例。

例1 患者杨某，女，31 岁，2023 年 8 月 3 日前来门诊就诊。主诉：双下肢腓肠肌酸胀难忍 3 年余。患者 3 年前无明显诱因出现双下肢腓肠肌酸胀难忍，持续酸胀不缓解，下半夜加重，痛苦欲哭。每逢阴雨天、季节交替时尤甚。到多家三甲医院风湿科就诊，均未明确诊断，曾疑为心因性，心理咨询科检查正常。此后一直寻求中医治疗，效果不显。既往史：5 年前右腓骨骨折，否认其他病史。刻下症：双下肢腓肠肌酸胀难忍，下半夜加重，每逢阴雨天、季节交替时酸胀尤甚。背部稍畏风，背部遇大风吹后易出现腹泻，无腹痛，睡眠可，饮食一般，无口干口苦，月经周期正常，量偏少。查体：神清，HR 80 次/分，律齐，腹软无压痛。舌红有齿痕，苔略腻，脉弱。中医诊断：痹证类病。病机：湿热下注，痹阻太阳经脉。治法：调和营卫，清热祛湿。方药：桂枝汤合四妙散化裁。

桂枝 10 g	白芍 10 g	生姜 10 g
大枣 10 g	苍术 10 g	黄柏 10 g
炒薏苡仁 30 g	牛膝 10 g	生石膏 30 g
知母 10 g	炙甘草 3 g	

7剂，水煎服，日1剂。8月10日复诊诉双下肢腓肠肌酸胀明显减轻，以原方加减再服14剂，三诊时患者腓肠肌酸胀基本消失，背部畏风不明显，吹风后不腹泻，续予原方加减14剂，以巩固疗效。

例2 患者徐某，女，74岁，2021年3月22日前来门诊就诊。主诉：双足底灼热疼痛2个月余。现病史：患者2个月前无明显诱因出现双足底灼热，疼痛难忍，足不能履地，履地疼痛加剧，痛彻心扉，坐轮椅而来。视之足底满布刀割样裂口，短裂口2~3 cm，长则5~6 cm，裂口色鲜红，但无血流出。某三甲西医院皮肤科诊断为湿疹，予外用软膏涂抹，效果不显，后到两家三甲中医院皮肤科，予口服中药加外用药膏，未见明显好转，遂来就诊。既往史：有高血压史，常规服用降压药，控制较好。刻下症：双足底灼热疼痛，疼痛难忍，不能履地，时感上身烦热，入睡困难，心烦易怒，饮食一般，无口干口苦，大小便正常，平素双下肢发凉。查体：BP 115/75 mmHg，神清，HR 80次/分，律齐，腹软无压痛。舌淡胖，苔略黄腻，脉弱。西医诊断：足底湿疹。中医诊断：湿疹。病机：阳虚不敛，湿热下注。治法：纳气归肾，清热利湿。方药：潜阳丹合四妙散化裁。

制附子 10 g	龟甲 10 g	砂仁 10 g
肉桂 10 g	炒白术 30 g	生龙骨 30 g
生牡蛎 30 g	苍术 10 g	黄柏 10 g
薏苡仁 30 g	牛膝 10 g	炙甘草 3 g

7剂，水煎服，日1剂。3月29日复诊，患者服药1周后足底刀割样裂口较前减轻，再服药2周后刀割样裂口消失。

经络辨证有助于医生在辨证时开拓思路、丰富辨证的手段。熟悉每条经络的循行部位，可启迪我们的思维。例1中杨某主要表现为双下肢腓肠肌酸胀难忍，双下肢腓肠肌正是足太阳膀胱经循行的部位，背部稍畏风，背部遇大风吹后易出现腹泻，表明足太阳膀胱经卫气虚，营卫不和，故用桂枝汤调和营卫；病在下肢，每逢阴雨天、季节交替时酸胀尤甚为有湿的表现，结合舌脉，判断病机为湿热下注，故用四妙散清热利湿；腓肠肌酸胀为实，胃有热，故加生石膏、知母。例2中徐某主要表现为双足底灼热疼痛，足底为足少阴肾经循行部位；患者有时感上身烦热，入睡困难，心烦易怒，显是上热；平素双下肢发凉，舌淡胖，脉弱，阳虚明显。综合分析，患者肾虚不藏，虚阳外越，上浮致心肾不交而入睡困难，下陷而足底灼痛。苔略黄腻，为肾虚气化不利，下焦湿热，故予潜阳丹敛阳纳气治其本，四妙散清热利湿治其标，标本兼治，收效理想。综上所述，借助经络辨证是我们认识疑难病的一条新途径。

第二章 临证心得

一、内科急危重症治疗经验

（一）脓毒症

1. 疾病概述

脓毒症是因感染引起的宿主反应失调而导致危及生命的器官功能障碍疾病。患者最早出现的症状是感染所致的发热反应，以畏寒、寒战、高热等表现为主，可伴有皮肤、关节、肝脾等多个器官和组织部位的损害。随着疾病进展，患者可出现脓毒症休克和多器官功能障碍综合征，死亡率高达 25%~30%。

中医古籍中虽无脓毒症这一病名，但古人对此类疾病早有论述，《素问·评热病论》所述"阴阳交"与此极为类似，该书云："黄帝问曰：有病温者，汗出辄复热，而脉躁疾不为汗衰，狂言不能食，病名为何？岐伯对曰：病名阴阳交，交者死也。"刘教授认为，发热即脓毒症早期的症状，也是疾病加重或逆转的关键环节，此时合理的治疗极为重要。脓毒症常以发热为主要表现，进展迅速，病势危重，符合温病的发病规律，故可归属于中医温病范畴，现名之"外感发热"。刘教授通过长期的临床总结发现，脓毒症发热主要有两种表现：一是恶寒发热或憎寒发热；二是高热、汗出。脓毒症早期出现的恶寒发热或憎寒发热、寒战高热，并非伤寒的太阳表证，而是金元医家刘完素根据《素问·至真要大论》中病机十九条之"诸禁鼓栗，如丧神守，皆属于火"所论述的"热甚则腠理闭密而郁结也"，阳热郁遏于表，虽亦见恶寒战栗诸症，实为阳热郁极而产生的假象，不能辛热解表以助其热，"表里诸热证皆可归于阳气怫郁"。脓毒症患者高热大汗出，类似于《素问》所描述的"阴阳交"，为里热炽盛，里热由内腾达于外。

2. 临证分析

脓毒症的恶寒发热症状不能用风寒在表解释，其脉象也不能按《伤寒论》来理解。刘教授认为，脓毒症所呈之脉象当从温病论之，清代《伤寒瘟疫条辨》云"凡温病脉，怫热在中，多见于肌肉之分而不甚浮，若热郁少阴，则脉沉伏欲绝，非阴脉也""温病始发……脉沉，涩而小急，此伏热之毒滞于少阴""热郁亢闭，阳气不能交接于四肢，故脉沉而涩"。余师愚《疫疹一得》创清瘟败毒饮来治疗"淫热之疫"，方分小、中、大剂，凭脉而用：浮大而数者用小剂，沉而数者用中剂，六脉沉细而数者用大剂。温病体厥、阴脉，是热毒内郁更重，用清瘟败毒饮大剂；阳脉，热毒内郁稍轻，则用清瘟败毒饮小剂、中剂。

刘教授博采众家之长，结合自身临床经验，将脓毒症发热分为两型，其中一型表现为恶寒发热、无汗或但头汗出。邪热外达无路，怫郁内炽是它的病机。恶寒发热属于"里证郁结，浮越于外也，虽有表征，实无表邪"。邪热怫郁内炽临床表现各异：如外达无路，则表现为高热不退；如被逼入营，则斑疹隐隐；如气机闭塞，阳气不达四末，则四肢厥冷，热深厥亦深；如热逼心包，乃见神昏谵语。虽见证百出，然治则唯一："火郁发之"，辛寒清气，达热出表，"清热解郁，以疏利之"。刘教授取升降散、麻杏石甘汤之意，自拟经验方：僵蚕、蝉蜕、姜黄、大黄、麻黄、杏仁、生石膏、淡豆豉、炒栀子、薄荷、连翘。以此方加减治疗脓毒症初期恶寒发热、无汗者效果理想。

另一型表现为高热、大汗出，其发热特点为：蒸蒸发热、汗出，不恶寒，只恶热。蒸蒸，热气上行貌，言热自内腾达于外，犹蒸炊然，就好像在蒸笼里边一样，一直冒汗。《素问·评热病论》所述"阴阳交"与此型类似，古人认为此型预后不佳，"交者死也"。此型发热相当于西医学的弛张热，又称"败血症热"，多见于风湿热、败血症、脓毒血症、肝脓肿等疾病。气分热盛是它的病机，理论上"热者寒之"，白虎汤是其代表方。此型患者，古人认为难治，《伤寒论·辨阳明病脉证并治》云"太阳病三日，发汗不解，蒸蒸发热者，属胃也，调胃承气汤主之"，提出用调胃承气汤治疗。刘教授认为，此时患者气分热盛，火势滔天，既容易入心营，使患者出现神昏谵语，又容易耗血动血，使患者出现脓毒症休克、多器官功能衰竭，变证百出，故治疗时除注意清气分热重用生石膏外，还要泻热通腑，"先安未受邪之地"，可仿清瘟败毒饮思路，多法连用，如清热解毒与通腑泻热、凉血醒神等联用，以截断扭转病势。刘教授同时强调中西医结合治疗，尽早针对病原微生物进行治疗。

3. 验案举隅

例1 张某，男，97 岁，2023 年 1 月 10 日初诊。主诉：发热畏寒 3 天伴咳嗽。3 天前无明显诱因出现恶寒、发热，T 37.5 ℃，自测新型冠状病毒抗原（＋），自服连花清瘟胶囊、莫西沙星，当天体温升高至 38.2 ℃，恶寒加重，无汗，稍咳嗽，干咳无痰，胸闷，呼吸困难，自测 SaO_2 85%，食欲不振，大小便可。既往有高血压、脑梗死、前列腺癌病史。视频中见其神清，精神差，裹被蜷缩卧床，舌红苔薄略黄。西医诊断：新型冠状病毒感染（危重型）。中医诊断：外感发热，热郁肌表。方药如下。

僵蚕 30 g	蝉蜕 10 g	姜黄 10 g
酒大黄 3 g	麻黄 5 g	杏仁 10 g
生石膏 30 g	炒栀子 10 g	薄荷 10 g
太子参 30 g	连翘 30 g	炙甘草 3 g

3 剂，水煎服，日 1 剂。吸氧（自购制氧机），莫西沙星继续服用。3 剂服完，恶寒减轻，体温下降至 37.3 ℃，胸闷减轻，SaO_2 升至 90%，仍精神差，食欲不振。上方稍调整，

续予 3 剂后，体温基本正常，精神好转，SaO_2 升至 93%，咳嗽加重，咳少量黄痰。当月 16 日来医院门诊，胸部 CT 提示：肺内炎性病变，心脏略大。舌红，苔黄，脉浮。方药改为桑菊饮加减。

桑叶 10 g	菊花 10 g	桔梗 10 g
苦杏仁 10 g	薄荷 6 g	芦根 30 g
连翘 10 g	甘草 10 g	金银花 30 g
旋覆花 10 g	太子参 30 g	生姜 10 g
大枣 10 g		

7 剂，水煎服，日 1 剂。以原方加减治疗至 2023 年 2 月 27 日，患者咳嗽消失，身体基本恢复正常。

例 2 李某，女，72 岁。主诉发热喘憋 1 周，收入院。刻下症：高热，恶寒无汗，喘促，口干口渴，乏力气短，纳差，口唇发绀，大便不通，舌红苔黄，脉滑数。胸部 CT 示两肺多发感染。血气分析：PaO_2 45 mmHg，$PaCO_2$ 30 mmHg，SaO_2 81%，pH 7.52。血常规：WBC $19.56 \times 10^9/L$，N% 92.5，L% 2.3。辨证为邪热壅肺，予升降散加减，方药如下。

姜黄 9 g	僵蚕 9 g	大黄 12 g（后下）
蝉蜕 6 g	麻黄 6 g	杏仁 10 g
麦冬 20 g	玄参 30 g	生石膏 30 g（先煎）
生地 30 g	甘草 10 g	

2 剂，水煎服，日 1 剂。二诊患者胸闷喘憋明显缓解，偶

有低热，大便已下，口干口渴，纳差。上方加减 3 剂。患者服药后诸症好转，1 周后顺利出院。

（二）休克

1. 疾病概述

休克是一种急性循环功能不全综合征，是维持细胞灌注和功能的循环系统的衰竭，系临床各科严重疾病中常见的并发症。休克发生的根本原因是有效循环血量下降，引起全身组织和器官的血液灌注量不足，导致组织缺血缺氧、微循环障碍、代谢紊乱和器官功能障碍等。休克按病因分类可以分为低血容量性休克、感染性休克、心源性休克、过敏性休克、神经源性休克和内分泌性休克，按血流动力学分类可以分为低血容量性休克、心源性休克、分布性休克和梗阻性休克。其主要临床表现有血压下降、心排血量减少、心率增快、脉搏细弱、全身无力、皮肤湿冷、面色苍白或发绀、静脉萎陷、尿量减少、烦躁不安、反应迟钝、神志模糊甚至昏迷。

休克为临床常见急危重症，极易发展为多器官功能不全，属于中医厥证、脱证、喘脱症等范畴。《类证治裁·脱症论治》指出"生命以阴阳为枢纽，阴在内，阳之守；阳在外，阴之使。阴阳互根，相抱不脱。《素问》所谓阴平阳秘，精神乃治也"，并指出脱证"总由阴阳枢纽不固"。可见休克早期以阴阳气衰为主，晚期则元气耗竭，亡阴亡阳。本病病位主要在心，可涉及肝、肾、肺、脾等。

2. 临证分析

刘教授认为休克属于阴竭阳脱，阴阳不相顺接。根据病程和症状，刘教授一般将休克分为两型：厥证、脱证。早期轻度休克多属于厥证，严重休克则多归于脱证。厥证的基本病机是阳气或阴气先衰于下，阴阳之气不相顺接。《素问》云："阳气衰于下，则为寒厥，阴气衰于下，则为热厥。"《伤寒论》云："凡厥者，阴阳气不相顺接，便为厥。厥者，手足逆冷者是也。"厥证病因病机多为亡血、大汗、呕吐、过泻、房劳过度等致阴血大伤，脏腑失于濡养，或外感六淫之邪，入里化热，热毒炽盛，耗伤阴液。主要表现为高热，烦躁，或精神萎靡，甚则神志昏迷，喉中痰鸣，胸腹灼热，面色苍白，手足厥冷，小便短赤，大便秘结，舌红，苔黄燥，脉细数。休克多由脓毒症发展而来，治宜清热解毒，通腑开窍。

热毒内闭证病情进一步发展或失治误治，致使元气耗散，阴阳虚损，不能相互维系，终至阴阳离决，则为脱证的基本病机。主要表现为神志不清，面色青灰，皮肤湿冷，呈紫色或有大片瘀斑，四肢冰凉，汗出如油，体温不升，唇紫发青，苔白滑，脉微欲绝，指纹淡隐。治宜益气回阳，救逆固脱。此时中西医结合治疗有助于提高临床疗效。

3. 验案举隅

患者安某，男，74 岁，因昏迷半小时被收入院。入院时间为 2022 年 6 月 12 日。现病史：当日上午 10：00 左右家属发现患者呼吸困难、面色青紫、口唇发绀、意识障碍，遂呼叫120，约10:30转运过程中患者突然意识丧失，呼吸减弱，立即行心肺复苏术、气管插管，约11:00送至本院急诊，后由急诊收入本科室。刻下症：患者浅昏迷，偶有躁动，大汗淋漓，喘促，咳大量白色泡沫痰，无尿，大便无。查体：T 37.7 ℃，HR 133 次/分，R 32 次/分，BP 96/51 mmHg（多巴胺、多巴酚丁胺持续泵入）。呼之不应，双侧瞳孔等大等圆，直径约3 mm，对光反射迟钝。面色苍白，皮肤干燥，口唇发绀。双肺呼吸音粗，两下肺有少量湿啰音。肠鸣音约4次/分。双下肢无水肿。脉微细数。正位胸片：两肺多发片状密度增高影，双肺渗出性病变。心电图：下壁心肌梗死可能，ST-T 段改变。超声心动图：EF 22%，左室壁节段性活动异常，左心大，下腔静脉宽度约1.6 cm。BNP 4477.80 pg/ml。TnT 1.42 ng/ml。血常规：WBC 19.8×10^9/L，N 12.53×10^9/L。血气分析：pH 7.15，$PaCO_2$ 50.4 mmHg，SaO_2 92.3%，HCO_3^- 17.1 mmol/L，ABE -11.6 mmol/L，HbO_2 90.8%，LA 9.4 mmol/L，K^+ 3.04 mmol/L。GLU 19.39 mmol/L，CRE（酶法）131 μmol/L。西医诊断：心搏骤停复苏成功，急性心肌梗死，心源性休克。中医诊断：脱证（阴竭阳脱）。予生脉散合四逆汤加减。

生晒参10 g（另煎）	麦冬15 g	五味子10 g
干姜15 g	炙甘草15 g	黑附子30 g（先煎）
太子参30 g	生龙骨30 g（先煎）	生牡蛎30 g（先煎）

2 剂，浓煎，日 1 剂，分 2 次服。2 天后患者无发热，偶有躁动，晨间唤醒可点头示意，咳少量白痰，尿量可，约 1500 ml/d。脉沉细。BP 110/70 mmHg（多巴酚持续泵入）。超声心动图：EF 29%，全心大，左室壁节段性运动异常，下腔静脉宽度约 2 cm。BNP 2861.83 pg/ml。上方稍调整后再服 2 剂，复查超声心动图显示 EF 37%，呼吸机参数持续下调，6 月 22 日成功脱机拔管。继续中西医结合治疗，6 月 29 日复查超声心动图显示 EF 43%，BNP 2618.34 pg/ml，可床上活动，后转至普通病房，出院时可生活自理，超声心动图显示 EF 48%。

（三）多器官功能障碍综合征

1. 疾病概述

多器官功能障碍综合征（multiple organ dysfunction syndrome，MODS）是指机体遭受严重感染、创伤、烧伤等打击后，同时或序贯发生两个或两个以上器官功能障碍以致器官衰竭的临床综合征，出现于各种急危重症临床终末期。在重症监护室 MODS 发病率可达 15%，并成为最主要的死亡原因。MODS 的病因很多，其中严重感染、创伤是最主要的原因。主要表现为在原发病的基础上，相继出现呼吸系统、循环系统、神经系统、凝血系统、肝脏、肾脏、胃肠等功能障碍的表现。MODS 不仅治疗困难，耗费巨大，而且死亡率高，2 个器官衰竭者死亡率约为 50%，3 个器官衰竭者死亡率约为 85%，4 个器官衰竭者死亡率几乎达100%。

中医学并无多器官功能障碍综合征这一病名，现代医家也多从脓毒症、厥证、脱证、喘脱证等中医急危重症论治该病。

2. 临证分析

刘教授认为，病至多器官功能衰竭，患者已处生死存亡、阴阳离决之时，当谨遵《素问·六微旨大论》"出入废则神机化灭，升降息则气立孤危"，以及《四圣心源》"土枢四象，一气周流"之旨，即脾胃为升降的枢纽，治疗重点是改善脾胃的升降功能。西医学认为肠道是多器官功能衰竭的枢纽，是全身性菌血症和毒血症的发源地，肠道功能衰竭既是多器官功能衰竭的一种局部表现，又是引发和加重多器官功能衰竭的驱动器。无论有无胃肠功能衰竭（表现为急性胃黏膜病变的应激性溃疡、出血、穿孔及胃肠功能紊乱的腹胀、呕吐、便秘等），胃气不降是整个疾病的核心，胃气得降，其他相应的问题往往能随之减轻。降胃气最有效的手段就是通腑泄浊，特别强调重用大黄，张景岳称之为"药中四维"，大黄归脾、胃、大肠、肝、心包经，苦寒沉降，善能泻下，又具清热泻火、凉血止血之功，借其泻下通便作用，使热毒下泻。大黄一药多效，用量一般从30 g起，有时甚至用到100 g。方药以大黄通腑泄浊为主，加之清热解毒、凉血止血、醒脑开窍等多药连用，并配合西药，常能逆转病情，挽救生命。如有一强姓患者，患罕见的链球菌中毒性休克综合征、急性坏死性肌筋膜炎，短短 48 小时内相继出现脓毒症休克、急性呼吸窘迫综合征、急性肾功能衰竭、肝功能衰竭、胃肠功能衰竭、脑功能衰竭、血小板减少，理论上生存概率为零，经中西医结合治疗，成功战胜死神。

3. 验案举隅

患者强某，男，59 岁，因胸闷呼吸困难 1 天，于 2013 年 2 月 21 日转入 ICU。患者因双足踇外翻畸形 10 年，加重 1 年，于 2013 年 2 月 19 日在本院骨科行踇外翻手术，第二天左足切口剧烈疼痛，局部红肿，血常规：WBC 1.2×10^9/L，N% 92。考虑局部感染，予以静脉滴注克林霉素 0.6 g。2 月 21 日患者胸闷气短，R 40 次/分，HR 139 次/分，BP 75/50 mmHg，以休克原因待查转入 ICU。当晚患者发热，早上体温高达 40 ℃，P 132 次/分，R 33 次/分，BP 121/56 mmHg，浅昏迷，左下肢肿胀明显，胫前、小腿内侧、足底可见张力性血疱，皮肤发绀。患者全身皮肤玫瑰红色，压之褪色，肢端冷，发绀。血常规：WBC 7.10×10^9/L，RBC 3.92×10^{12}/L，N% 88.24。血生化检查：K^+ 4.8 mmol/L、Na^+ 128.00 mmol/L、Cl^- 96.00 mmol/L、Ca^{2+} 1.01 mmol/L，D-D 7.24 mg/L。血气分析：pH 7.23，$PaCO_2$ 36.10 mmHg，PaO_2 80 mmHg，ABE −11.6 mmol/L。胸片：两肺内多发大小不等片状高密度影。AST 619 U/L，ALT 328 U/L，CK 4218 U/L，CK-MB 83 U/L，CRE 312 μmol/L，BUN 15.82 mmol/L。

考虑患者为脓毒症休克、丹毒、急性呼吸窘迫综合征并伴有肝肾功能损伤，予抗休克、扩容、纠酸、维持内环境稳定、抗感染及支持治疗。使用万古霉素、亚胺培南西司他丁钠、伏立康唑、人免疫球蛋白、氢化可的松、白蛋白，进行连续性肾脏替代治疗（CRRT），呼吸机呼吸支持，去甲肾上腺素0.5 μg/（kg·min）静脉泵入等，但患者病情继续恶化，相继出现急性肾功能衰竭、肝功能衰竭、胃肠功能衰竭、血小板减少。血常规：WBC 30.79×10^9/L，N% 90.70。在加强内科抗感染、支持治疗的同时，行左小腿中上 1/3 开放截肢、VSD 负压吸引术。患者持续高热，神昏，腹部胀满，按之腹硬，数日未便，舌红少苔，脉数。予增液承气汤加减。

生地黄 30 g	玄参 15 g	沙参 15 g
麦冬 10 g	连翘 15 g	牡丹皮 12 g
赤芍 12 g	丹参 30 g	生大黄 30 g
枳实 20 g	厚朴 15 g	

日 1 剂，鼻饲。通过中西医结合治疗，患者生命体征逐渐平稳，2013 年 3 月 14 日成功拔除气管插管并撤呼吸机。患者仍发热，体温 38 ℃，血常规：WBC 9.91×10^9/L，PLT 192×10^9/L，N% 79.4。血气分析正常。但考虑患者已使用多种高级广谱抗生素近 1 个月，为防止二重感染，停用抗生素，予中药替代治疗。患者感染源在左下肢，已经截肢，类似中医脱疽，舌红苔黄燥，脉沉弦。辨证属热毒炽盛，治以清热解毒，

活血止痛，予四妙勇安汤原方原剂量：金银花90 g、玄参90 g、当归60 g、甘草30 g。3 剂，水煎服，日 1 剂。

四妙勇安汤最早记载于《华佗神医秘传》："此症发生于手指或足趾之端，先痒而后痛，甲现黑色，久则溃败，节节脱落。……内服药用金银花三两、玄参三两、当归二两、甘草一两，水煎服。"清代鲍相璈《验方新编》收录本方，并将其命名为四妙勇安汤。服 3 剂后患者体温逐渐正常，诸症减轻，于 2013 年 3 月 19 日全麻下行左下肢扩创、皮瓣修整、切口闭合、创面封闭负压引流。2013 年 3 月 28 日患者好转，转至普通病房。

（四）老年重症肺炎

1. 疾病概述

肺炎是严重危害人类健康的一种疾病。重症肺炎是由肺组织（细支气管、肺泡、间质）炎症发展到一定阶段，恶化加重形成。重症肺炎极易进展为脓毒症、脓毒症休克，严重危及患者生命，病死率高达 30% ~ 50% 。刘教授治疗重症肺炎（尤其是老年重症肺炎）的经验丰富。我国已进入老年社会，高龄是重症肺炎的一种独立危险因素，老年人是罹患此病的重要群体。关于老年人的生理特点，《素问》言"年四十，而阴气自半也，起居衰矣"，老年患者多气阴亏虚，加之外感风温热邪，故老年肺炎的主要病机为气阴两虚，痰热壅肺，属本虚标实。正气本虚，复感外邪，痰、热、毒、瘀互结，损伤气阴，致气阴两虚。正气亏损为本，痰、热、毒、瘀为标，而气阴两虚贯穿疾病发展的始终。痰、热、瘀、毒胶结体内更易伤津耗气，气阴两虚，体内正邪相争，机体无力奋起抗邪外出，病情加重更加缠绵难愈。随着病情进展，重症肺炎引发多器官功能障碍等严重并发症，机体正不敌邪，或正气持续衰弱，以致气不内守而向外脱散；或热毒炽盛、耗气伤阴而致正气暴虚。痰热壅肺是发病机制，气阴恢复或耗伤是疾病逆转或内陷的关键。

2. 临证分析

老年重症肺炎主要症状为发热、咳嗽、痰黄黏、气短喘息、乏力口干、纳差、大便困难、舌红少苔、脉细数等。对于老年重症肺炎的患者，刘教授结合多年中西医治疗经验，在清热化痰的基础上，特别注重益气养阴。刘教授取千金苇茎汤、泻白散、生脉散之意，自拟山药化痰汤治疗痰热壅肺、气阴两虚型重症肺炎患者。山药化痰汤药物组成：山药60 g、人参10 g、麦冬15 g、五味子10 g、薏苡仁30 g、芦根30 g、冬瓜仁30 g、桔梗10 g、桑白皮30 g、甘草3 g。方中山药为君，山药首载于《神农本草经》，其"味甘，温，主伤中，补虚羸，除寒热邪气，补中益气力，长肌肉，久服耳目聪明，轻身不饥，延年"。张锡纯《医学衷中参西录》云"山药之性，能滋阴又能利湿，能滑润又能收涩，是以能补肺补肾兼补脾胃"，重用山药能峻补真阴，滋养阴液，有益气养阴扶正之功。现代药理研究表明山药中的山药多糖有抗炎、调节体液免疫的作用。人参甘温，可补气固脱，益肺生津，麦冬甘寒，可养阴清热，生津润肺，五味子酸温，可敛肺止汗生津，三药甘补、清润、酸敛并重，可气阴双补，补中寓固，有生脉救急之功；芦根甘寒轻浮，善清肺热，宣肺利窍而祛痰排脓；薏苡仁甘淡，微寒，上清肺热而排脓，下利肠胃而渗湿；冬瓜仁可清热化痰，利湿排脓，与桔梗合用能清上彻下，宣降肺气；冬瓜仁与芦根合用则增强清热宣壅、涤痰排脓之功；桑白皮味甘性寒，可泻肺平喘；甘草可调和诸药。全方扶正与祛邪并重，共奏补肺养阴、清热化痰之功。

3. 验案举隅

患者金某，男，67岁，因喘憋乏力2天于2023年9月27日以"细菌性肺炎"收入院。患者2天前突然出现乏力、喘憋，活动后加重，当日患者出现嗜睡症状，乏力持续进展，遂由家属急送至本院急诊。查胸部 CT 示：双下肺炎症。快速血气分析：血液 pH 7.21，$PaCO_2$ 97.2 mmHg，PaO_2 101.9 mmHg。全血细胞分析：WBC 11.94×10^9/L，L% 15，N% 76.6。经 ICU 医师评估后收入。刻下症：嗜睡，乏力，喘憋，无发热，咳嗽少痰，无胸痛，无恶心呕吐，无腹痛腹泻，食纳差，小便量尚可，大便2日未行，双下肢轻度水肿。既往史：高血压30余年，冠状动脉粥样硬化性心脏病20余年，1年前行冠状动脉支架植入术，慢性心功能不全20余年，2型糖尿病20余年，否认药物及食物过敏史。查体：T 37 ℃，P 99 次/分，R 30 次/分，BP 145/55 mmHg。嗜睡，精神弱，语声低微，营养差。后背及膝盖皮肤散在瘀斑。两下肺可闻及少量湿啰音，HR 99 次/分，律齐，双下肢轻度水肿。舌红，苔少，脉弦滑。感染两项：降钙素原 0.072 ng/ml，白细胞介素 68.59。生化检查示：GLU 12.21 mmol/L，BUN 13.9 mmol/L，Na^+ 136 mmol/L，Cl^- 91.8 mmol/L，CK-MB 25.3 U/L，BNP 1796.89 pg/ml。入院时诊断：①重症肺炎；②慢性心功能不全急性加重；③冠状动脉粥样硬化性心脏病，冠状动脉支架植入术后状态；④2 型糖尿病；⑤高血压 3 级，高危组。西医治疗以抗感染、化痰平喘、高流量吸氧、维持水电解质平衡及营养支持为主，予静脉滴注哌拉西林他唑巴坦 3 g q8h 以抗感染，氨茶碱 0.25 g qd 以解痉平喘，布地奈德 2 ml + 异丙托溴铵 2 ml 雾化吸入 bid 抗炎解痉平喘。经数日治疗，患者病情无好转。10 月 4 日患者神清，咳嗽，可自行咳出中量黄白痰，喘促，鼻饲饮食，小便量偏少，大便 1 次，双下肢无水肿，舌红苔少，脉滑。辨证为气阴两虚，痰热蕴肺，予山药化痰汤加减。

山药 60 g	麦冬 15 g	人参 10 g (另煎)
醋五味子 10 g	麸炒薏苡仁 30 g	芦根 30 g
麸炒冬瓜仁 30 g	桔梗 10 g	蜜桑白皮 30 g
甘草 3 g		

共 3 剂，每日 1 剂，每日 2 次，鼻饲。用药后患者咳嗽咳

痰减少，无发热，喘憋减轻，食纳转佳，于 10 月 7 日拔除胃管，自行进食。10 月 13 日患者精神可，偶有咳嗽，咳少痰，食纳转佳，可自行进食进水，予以出院。

（五）重症急性胰腺炎

1. 疾病概述

重症急性胰腺炎主要是因胰酶系统被激活，导致胰腺局部炎症、坏死和感染，并伴全身炎症反应和多个器官功能障碍，其特点是发病急、进展快、死亡率高，常导致多器官功能衰竭。当重症急性胰腺炎患者发生胃肠道功能障碍时，肠道菌群失调、肠道缺血缺氧、肠屏障功能损伤、胃肠动力不足等被认为是导致胰腺坏死组织感染和胰周积液的主要原因。其中肠屏障功能损伤可诱发肠源性感染，并进一步导致内毒素释放而引发全身炎症反应综合征，因而增加患者出现菌血症、脓毒症、多器官功能障碍、感染性休克等的风险，严重危害患者的生命。因此，早期加强肠屏障功能的保护，减少肠源性感染，是降低重症急性胰腺炎患者胰腺感染的重要措施。由于肠动力减弱，引起肠麻痹、肠道缺血缺氧，对肠黏膜微循环造成损害，导致肠源性细菌及内毒素随血行播散，造成胰腺及胰腺外组织继发感染，故促进肠蠕动、降低炎症反应是改善肠屏障功能的重要手段。

中医学认为，重症急性胰腺炎属于中医学"脾心痛""腹痛""腹胀"等范畴。重症急性胰腺炎的发生与肝胆脾胃有密切关系，情志失常、暴饮暴食、虫石内积等因素可导致脾胃升降失司，肝胆失疏，脾胃运化水谷失常，引起机体渐生痰湿、血瘀、热毒等有形之邪，有形之邪与大肠糟粕结于肠间，从而导致腑气不通和热毒壅盛。

2. 临证分析

刘教授认为治疗重症急性胰腺炎需以清热解毒、通腑攻下、活血化瘀为主要原则。因重症急性胰腺炎属于急危重症，病情演变迅速，故用药需果断、迅猛，必须重用大黄以增强其通腑泻热之功才能快速取得疗效，挽救患者生命。重症急性胰腺炎主要有以下三种证型。①肝郁气滞化火证，主要症状为突然发作的腹部剧痛，一般疼痛部位在中上腹部，疼痛向两胁部放射，有时候腰背部也会有疼痛，还会有发热、咽痛、口苦、恶心、呕吐、大便干结等症状。②肝胆湿热内蕴证，主要症状为腹部和两胁钻顶样持续剧痛，且疼痛阵发性加重，还有胸闷、恶心呕吐、发热或者寒热往来、目黄、身黄、尿黄等症状。③瘀热留滞胃肠证，症状为腹痛持续不缓解，疼痛像刀割一般，也是向两胁走窜，腰背、腹部胀满，且按压时剧痛，另外还有高热、寒战、恶心呕吐、大便秘结以及脐周有瘀斑，舌质紫暗、苔黄燥、脉红数等表现。重症胰腺炎极易发展到多器官功能衰竭，可危及患者的生命。在多器官功能衰竭阶段，脾胃升降之枢功能的恢复，对挽救患者生命至关重要，而恢复脾胃升降之枢的功能，重点是通腑泻热，胃降则脾升。

3. 验案举隅

患者王某，男性，71 岁，因上腹疼痛伴高热、呼吸困难 3 天收入院。患者 2015 年 10 月 12 日上午出现腹胀，汗出，短暂意识丧失，上腹部绞痛，恶心，呕吐 3 次，呕吐物为黄水及胃内容物，量约 500 ml。既往有高血压病史 30 余年，糖尿病病史 12 年。查体：T 36.1 ℃，神清，心肺（－）。腹膨隆，质软，上腹部压痛，墨菲征（＋），肠鸣音 3 次/分。舌质红，苔黄，脉滑数。腹部超声示：胆囊多发结石。血常规：WBC 18.77×10^9/L，L% 3.1，N% 93.7。收入脾胃科，入院诊断：腹痛待查，消化道溃疡？急性胆石性胆囊炎？高血压 3 级（极高危组），2 型糖尿病，胆囊多发结石。入院后予抗感染及中药汤剂治疗，下午生化检查提示血淀粉酶增高至 1161 U/L，急查胰腺平扫 CT 提示胰腺炎。按胰腺炎治疗，禁食水，生长抑素泵入，结肠灌洗通腑，胃肠减压，硫酸镁口服导泻。第二天上午行经内镜逆行胰胆管造影＋内镜乳头括约肌切开术＋胆管内超声＋取石术＋经内镜鼻胆管引流术，晚上患者体温升高至 39 ℃，呼吸困难，R 40 次/分，SaO_2 降至 90%，考虑急性呼吸窘迫综合征，转入 ICU 治疗。转入时情况：神清，喘促，呼吸困难，腹胀明显，无排便排气。患者血氧进行性降低，19：15 SaO_2 80%，腹部及双下肢散在花斑，20：10 SaO_2 降至 60%，血压逐步由 150/90 mmHg 降至 100/60 mmHg。予气管插管有创机械通气，扩容升压抗休克治疗。血常规：WBC 16.5×

$10^9/L$，N% 82.7。生化检查示：ALT 48 U/L，AST 93.4 U/L，CRE 132 μmol/L，BUN 10.9 mmol/L，AMY 470 mmol/L。西医诊断：重症急性胰腺炎，急性呼吸窘迫综合征，脓毒症休克，胆石症 ERCP 术后，高血压 3 级（极高危组），2 型糖尿病。诊疗措施：奥硝唑 0.5 g q12h ＋亚胺培南西司他丁钠 1 g q8h ＋万古霉素 0.5 g q8h ＋氟康唑 0.4 g qd 抗感染，乌司他丁 30 万 IU q8h 抗炎，生长抑素 3 mg pump q12h 抑制胰蛋白酶活性，泮托拉唑抑酸，盐酸消旋山莨菪碱 10 mg im qd 抑制腺体分泌，多烯磷脂酰胆碱、谷胱甘肽护肝。患者肾功能衰竭，无尿，血肌酐升高，CRRT 治疗改善肾功能。患者高热喘促，腹胀，大便困难，舌红苔黄，脉滑数，辨证为阳明腑实证，予中药大承气汤加减：大黄 50 g、枳实 30 g、厚朴 30 g、芒硝 30 g、桃仁 10 g、红花 6 g。10 月 22 日患者排便、腹胀好转，淀粉酶下降至正常水平，启动肠内营养。10 月 26 日脱机拔管，进食半流食。10 月 27 日患者生命体征稳定，转出 ICU。

（六）慢性阻塞性肺疾病急性发作

1. 疾病概述

慢性阻塞性肺疾病（chronic obstructive pulmonary disease，COPD），简称"慢阻肺"，是一种以持续性呼吸症状和气流受限为特征的慢性气道疾病，是呼吸系统的常见病和难治病之一，以慢性咳嗽、咳痰和活动后气促为主要症状。现代医学在慢阻肺急性发作期多以抗感染、祛痰、扩管、平喘等方法治疗，但由于该病病程长且易反复发作，很难阻止患者肺功能进一步减退，导致患者生活质量变差，死亡率提高。

中医学根据慢阻肺患者的临床表现，通常将其归属于"喘病""肺胀"等范畴，认为本虚标实是其基本病机。标实主要责之于痰浊、血瘀等，本虚主要责之于肺、脾、肾三脏，虚、痰、瘀贯穿于慢阻肺的发生、发展过程。肺主皮毛，肺气虚则易外感，外邪入侵首伤肺气，肺失通调，宣肃失常，从而引发咳嗽、咳痰、喘息气促等症状；反复感邪则肺气更亏虚，子盗母气，脾气亦虚，气血生化乏源，健运失常，痰浊、瘀血内生；久病及肾，肾不纳气，逆气上奔加重喘咳，呼吸浅促难续。

2. 临证分析

刘教授认为慢阻肺急性发作的病理特点为本虚标实、上实下虚，上实为肺气逆、痰瘀互结，下虚为肾虚不能纳气，肺、脾气虚，且必有非时之外感，治疗应集解表散邪、降肺平喘、化痰活血、补肾纳气于一炉，针对患者发病的偏重，调整用药的方向，灵活加减。刘教授取射干麻黄汤、葶苈大枣泻肺汤、三子养亲汤、苏子降气汤、金匮肾气丸之意，自拟平喘经验方。射干麻黄汤是《金匮要略》中的名方，能散寒解表、化痰平喘；葶苈大枣泻肺汤中的葶苈子味苦、性寒，归肺、膀胱经，可泻肺平喘、清热化痰、利水消肿，治疗外邪犯肺、痰热壅肺所致的咳嗽、喘息、痰多、胸闷、苔黄等病症；三子养亲汤具有温肺化痰、降气消食的功效，特别适合老年人和身体虚弱的人使用。苏子降气汤出自《太平惠民和剂局方》，可降气平喘、祛痰止咳，善治上实下虚之喘咳证；金匮肾气丸可温补肾阳、化气行水、纳气平喘。诸方合用，可以较好治疗慢阻肺急性发作。

3. 验案举隅

患者宋某，男，84 岁，2023 年 11 月 19 日就诊。主诉：咳嗽、气喘 20 余年，复发加重 6 天。现病史：患者 20 年前无明显诱因出现咳嗽喘息，在某三甲医院诊断为慢阻肺、肺气肿，服用氨茶碱、抗生素后缓解，后因受凉疾病反复发作，每年至少住院治疗一次。5 年前开始气喘变为持续性，时轻时重，每天都用布地奈德喷雾剂，严重时出现颜面及下肢水肿，在家间断吸氧（家庭制氧机）。6 天前受凉后疾病复发，自服感冒清热颗粒、阿奇霉素无效，症状持续加重。刻下症：发热恶寒，T 37.8 ℃，喘憋，喉中痰鸣，呼吸促迫，夜里不能平卧，咳嗽，咳白痰，气短乏力，颜面及下肢水肿，心悸，食欲不振，口干不欲饮，大便困难，小便短少，舌淡胖苔略黄腻，脉滑浮紧。全血细胞分析：WBC 10.94×10^9/L，L% 15，N% 74.6。胸部 CT 示慢性支气管炎伴肺气肿并感染。西医诊断：慢性阻塞性肺疾病急性加重。中医诊断：肺胀。病机：风寒束表，上实下虚。方药：平喘经验方加减。

麻黄 10 g 射干 10 g 杏仁 10 g

细辛 3 g	法半夏 10 g	当归 30 g
干姜 30 g	五味子 10 g	葶苈子 30 g
生石膏 50 g	紫苏子 10 g	莱菔子 30 g
白芥子 10 g	黄芪 60 g	地龙 30 g
肉桂 10 g	制附子 10 g	熟地黄 30 g
泽泻 30 g		

3 剂，水煎服，日 1 剂。继续口服阿奇霉素，3 剂后患者体温正常，夜间可以平卧，大便通，小便增加，颜面水肿消退，下肢水肿减轻。停服阿奇霉素，原方加减继服 7 剂，诸症减轻。仍以上方加减治疗。

二、顽固性头痛治疗经验

头痛分为原发性头痛和继发性头痛。原发性头痛病因复杂，通常不能归因于某一确切病因，因此也称特发性头痛，主要包括偏头痛、紧张性头痛、丛集性头痛及其他原发性头痛等。继发性头痛病因较明确，主要由头面部外伤、头颈部血管病变、颅内病变、感染、内环境紊乱，以及头颅、眼、耳、鼻、齿等结构病变、神经疾病及某些全身性疾病等因素引起。头痛的发病率极高，仅次于感冒，近 80% 的头痛为原发性头痛。在原发性头痛中，90% 为偏头痛和紧张性头痛。偏头痛多在儿童期和青春期起病，有一定家族遗传倾向。偏头痛发作前可有视觉先兆，严重者可伴恶心呕吐、畏光畏声。偏头痛发作部位不固定，因疼痛多发生于单侧而得名。紧张性头痛又称肌收缩性头痛，表现为紧束性或压迫性非搏动性头痛，是最常见的头痛类型。压力、焦虑和抑郁等是常见的触发因素。丛集性头痛表现为单侧眼眶、眶上或颞部的极重度疼痛，常伴明显流泪、鼻塞、眼睑肿胀，以男性多见，经常在同一时间集中发作，故得名。

《黄帝内经》中有"首风""脑风"的记载。古籍中提及的"疾首""首风""脑风""厥头痛""真头痛""头风""头痛""脑痛""偏头风"均为不同时期对头痛的称谓。刘教授专注于头痛治疗几十年，积累了丰富的经验，通过精心观察和反复验证，形成了一套辨治头痛的方法，对顽固性头痛的治疗常能取得出人意料的效果。

（一）辨治头痛的经验

1. 强调辨病，首先是辨西医的病

辨西医的病，可以明确是原发性头痛还是继发性头痛，继发性头痛中有 5% 是致命性头痛，明确辨病，有利于医疗安全。曾有一患偏头痛的外地中年男性就诊，自述前一晚因情志因素头痛复发，头痛部位改变，自觉头痛程度加重且持续，刘教授力劝患者立即做头部 CT，结果发现是脑部右基底节出血。又有一表现为左眼深部剧烈疼痛的丛集性头痛的患者，近两天复发，疼痛程度减轻，但疼痛时间由过去发作 3 小时变为持续性，刘教授建议患者马上先去眼科就诊，结果发现患者眼压

高，患的是青光眼。前一个患者是头痛性质、部位发生了改变，后一个患者头痛时间呈持续性。然而丛集性头痛剧烈，持续时间一般不超过 3 小时，因此刘教授建议排查他病。刘教授对头痛患者有如下症状是极为警惕的：发热、呕吐症状；神经功能缺损症状；既往头痛史，出现了疼痛性质改变，如剧烈、爆炸样、难以忍受的头痛；持续头痛，逐渐加重；无头痛病史，突然出现头痛持续不能缓解；患者的年龄大于 50 岁。一般刘教授会对以上情况的患者做必要的影像学检查，明确诊断，以保障患者生命安全。

辨西医的病，不仅对医疗安全意义重大，还对中医的辨证有很大帮助。如外邪所致的头痛，偏头痛常与风邪有关，表现为头痛、畏风；紧张性头痛常与湿邪有关，"因于湿，首如裹"，表现为头闷痛，或头重如裹；丛集性头痛常与火邪有关，火之为病，其痛最烈。辨西医的病有助于我们对中医病机病因的把握。西医学依靠医学影像、实验室检查等，能在微观上更清晰地了解病理、明确病灶定位、确定诊断，先辨病，再利用四诊辨证，刘教授将中医辨证与西医辨病有机结合，将中医传统理论与现代医学融为一体，不断钻研创新，将中医辨病与辨证相结合，既抓住疾病的主要矛盾，又能掌握疾病发展不同阶段的基本矛盾，在辨证论治的指导下，采取同病异治或异病同治的方法处理，故能提高临床疗效。

2. 分清外感还是内伤

头痛的中医学分类，有以虚实分，有以外感内伤分，有以六经辨证分，刘教授认为，以外感内伤分可以较好帮助我们删繁就简，对临床意义最大。刘教授在临床上发现，很多偏头痛、紧张性头痛及一些继发性头痛的患者，虽无典型外感的临床表现，然按外感头痛进行治疗，常能取得出人意料的疗效。这类外感头痛临床不少见，它与感冒发热、鼻塞流涕的头痛不同，症状比较隐匿，需要仔细分辨。有的患者头部畏风，或仅项部畏风，喜戴帽子，见风头痛，或全身畏风寒；有的患者不能直接吹电风扇、空调；有的患者仅阴天、雨天头痛复发；有的患者节气交替时复发或加重。此外，不少常年发作的顽固性头痛，刘教授亦能从患者的复杂表现找到外感的线索，从外风立论，收到理想效果。刘教授常把外感头痛分为三型，即外感风邪、厥阴表证、湿热上壅，并进行分型论治。

明确了内伤头痛，就可以按照中医脏腑理论四诊合参找病位，定病性，辨证施治。内伤头痛病涉五脏六腑，历代医家的阐述是我们取之不尽用之不竭的宝库，可供我们借鉴。刘教授曾遇一例顽固性偏头痛男性患者，患者稍觉风吹则头痛发作，夏天在家都要头戴帽子，穿长衣长裤，按外风治疗，多次调方效果不佳。王节斋《明医杂著》云："久头痛病，略感风寒便发，寒月须重绵浓帕包裹者，此属郁热，本热而标寒。世人不识，率用辛温解表之药，暂时得效，误认为寒。殊不知因其本有郁热，毛窍常疏，故风寒易入，外寒束其内热，闭热而为痛。辛热之药虽能开通闭逆，散其标之寒邪，然以热济热，病本益深，恶寒愈甚矣。惟当泻火凉血为主，而佐以辛温散表之剂，以从法治之，则病可愈而根可除也。"刘教授从中大受启发，发现辨证有误，改投升降散加减，效果立现。

3. 重视经络辨证

刘教授在治疗头痛的过程中，非常重视经络辨证，头为"诸阳之会""清阳之府""清空之地"，三阳之脉俱上头，厥阴之脉亦会于巅，故与经脉循行部位相关的头痛，有各经之辨。头痛按经络分为太阳头痛、阳明头痛、少阳头痛、厥阴头痛。"太阳头痛兼项与攒竹"。《冷庐医话·头痛》："头痛属太阳者，自脑后上至巅顶，其痛连项；属阳明者，上连目珠，痛在额前；属少阳者，上至两角，痛在头角。以太阳经行身之后，阳明经行身之前，少阴经行身之侧，厥阴之脉会于巅顶，故头痛在巅顶。"太阴、少阴二经虽不上头，但太阴、少阴足之阴经皆循于面，而"挟舌本"，《灵枢·经脉》云"脾足太阴之脉……入腹属脾络胃，上膈，挟咽，连舌本，散舌下""肾足少阴之脉……其直者，从肾上贯肝膈，入肺中，循喉咙，挟舌本"，临床常见饮食所伤、情志内伤，致脾运化失司，湿聚生痰，或精血不足，致肾阳气亏虚，不能温养清窍而致头痛。头痛病涉六经，五脏六腑，循经辨治，可以提纲挈领，快速辨证。

循经辨证，不可过于拘泥。比如偏头痛、丛集性头痛，表现为剧烈目痛者，责之于经，肝厥阴经连于目系，肝开窍于目，与肝关系密切；而具《素问·热论》"伤寒……二日，阳明受之，阳明主肉，其脉侠鼻络于目，故身热，目疼而鼻干，不得卧也"，此类头痛与阳明经关系也很大。此时是从肝论治还是从阳明经论治？根据刘教授经验，一定要结合其他症状和舌脉进行分辨，此类头痛从阳明论治为多。又如偏头痛仅表现为某一很小的部位，如睛明、攒竹部位疼痛。睛明穴位于目内眦角稍上方凹陷处，属足太阳膀胱经，手足太阳、足阳明、阴跷、阳跷五脉交会穴；攒竹穴位于眉头凹陷中，眶上切迹处，属足太阳膀胱经。刘教授认为，不能仅考虑太阳经病变，此处头痛多与太阳、阳明有关，辨治需结合其他证候，确定病位或在太阳，或者在阳明。辨治头痛的基本要素一是能明确病位，二是能确定病性，经络辨证对于我们分辨病位帮助极大。

4. 注重专病专方专药

除了辨证论治，专病专方专药的运用也是提高临床疗效的关键。医家徐灵胎《兰台轨范》曰："欲治病者，必先识病之名……一病必有主方，一方必有主药。"专病专方的思想在《伤寒论》《金匮要略》中有充分体现，《伤寒论》各篇皆标明"病脉证治"，病是本，证是标，有病始有证，辨证方能识病，识病然后可以施治。六经病皆有主证、主方，如桂枝证、白虎证，一证有一证之专方。《金匮要略》百合病，有百合知母汤、百合地黄汤、百合鸡子黄汤、百合滑石代赭汤之异，治疗都是以百合剂为专方。诚然，临证中若忽视辨证施治，只强调专方专药，则缺失了中医学的精髓，常导致法不对证、治不中病；而对于某些疾病，若只辨证论治而忽略专方专药，有时亦难取得满意疗效，所以辨证用药可发挥中医学所长，着重调整机体功能以应对病情的变化，而针对病证运用专方专药则对提高疗效大有益处。所谓"一物降一物，百草克百病"，刘教授在治疗头痛的过程中，逐渐认识到专病专药理论的重要性，通过辨证与选方、选药相结合，提高了临床疗效。治疗外风头痛的方药，有选奇汤、清空膏、川芎茶调散、清上蠲痛汤等一系列方，通过反复验证，刘教授认为清上蠲痛汤治疗风邪犯上证头痛效果较好。清上蠲痛汤出自明代医家龚廷贤所著《寿世保元》一书，为卷六头痛门中第一方。原书曰："一切头痛主方，不问左右偏正新久，皆效。"清上蠲痛汤由麦冬、黄芩、羌活、独活、防风、苍术、当归、川芎、白芷、蔓荆子、菊花、细辛、甘草、生姜组成。刘教授认为此方所治的顽固性头痛属久病不愈，反复发作，多因为患者虚弱，内有郁热，风冷侵袭，风邪再至，内外相召，遇风寒复发或加重。清上蠲痛汤加减对于外有风寒、气血郁闭的头痛效果良好。

刘教授在长期临床实践中，对有些中药在治疗头痛上的特殊作用有独到的认识，喜用香附、白芷、葛根、天麻、茺蔚子、川芎、白芍、羚羊角以及虫类药如蜈蚣、僵蚕、蝉蜕等，在辨证论治基础上信手拈来，常可明显增强止痛效果。如紧张性头痛多与紧张、劳累引起头项肌肉持久收缩有关，葛根善于升清、解肌，对头项背肌肉收缩有缓解之功，所以此病和颈源性头痛患者多用之。顽固性头痛多与痰瘀风互结、脉络不通等相关，虫药搜剔则效果更专。如僵蚕可化痰，还有祛风、通络、止痛之功，对肝风挟痰上犯高巅，阻于清窍，脉络不通的头痛效果好；蜈蚣走窜之力最速，内而脏腑，外而经络，凡气血凝聚之处皆能开之，可搜风通络，对顽固性头痛瘀血阻络证有专长。

白芍虽属草木之品，但是刘教授最喜欢用，几乎是必用品。白芍苦、酸，性凉，入肝、脾经，可养血柔肝，缓中止痛，研究表明白芍有中枢抑制、镇痛及解痉作用，配伍得当，对各种头痛，尤其是偏头痛、丛集性头痛有很好的止痛作用。白芍入药时须以量取胜，起始量30 g，最大量用至250 g，方能有效。除此之外，引经药也是常用的，"头痛自有多因，而古方每用风药者，高巅之上，唯风可到。味之薄者，阴中之阳，自地升天者也。在风寒湿者，固为正用，即虚与热者，亦假引经"。太阳头痛，刘教授一般酌加桂枝、防风；阳明头痛酌加葛根、白芷；少阳头痛酌加柴胡、香附；厥阴头痛酌加藁本、吴茱萸。

5. 善用经方，巧用时方

刘教授酷爱中医学，推崇中医经典，重视中医经典的研读。他认为《伤寒论》条文所述经方方证明确、组方严谨，对临床的指导意义体现在多个方面，包括辨证的思路、药物的选择、剂型的配制乃至药量的定夺，以及葛根汤、白虎汤、吴茱萸汤、当归四逆散、乌梅丸的临床习用。刘教授不仅善用经方，更喜用时方。时方是后世医家的心血结晶，在复杂疾病中，透过各种症状提炼本质的病机方是因证立法的核心，抓住了核心，再以法统方，选择更精的方剂，才能有更好的疗效。比如有些紧张性头痛患者，自觉头痛头重，头昏沉不清晰，辨证属于湿热上蒙，采用薛氏五叶芦根汤，临床效果理想。头痛病机复杂，包罗万象，细心辨病，灵活运用古人留下来的宝贵财富，在古方基础上灵活加减，如用乌梅丸治疗寒热错杂之头痛，头风神方治疗湿热壅盛头痛。

刘教授根据几十年的临证经验总结，辨治头痛一般是先辨病，次辨外感、内伤。外感头痛分为外感风邪、厥阴表证、湿热上壅3个类型，刘教授治疗外感风邪头痛喜用清上蠲痛汤等，治疗厥阴表证头痛采用当归四逆加吴茱萸生姜汤，治疗湿热上壅头痛用五叶芦根汤。内伤头痛分为阳明头痛、少阳头痛、肝火头痛、肝阳头痛、气虚头痛、肾虚头痛、痰浊头痛、血瘀头痛。阳明头痛用葛根蠲痛汤；少阳头痛用柴胡加龙骨牡蛎汤；肝火头痛用龙胆泻肝汤；肝阳头痛用天麻钩藤饮；气虚头痛用补中益气汤；肾虚头痛用引火汤、潜阳丹等加减治之；痰浊头痛用半夏白术天麻汤或黄连温胆汤；血瘀头痛用通窍活血汤。由此分类，条理清楚，辨证论治，方药对应，用方虽简，其效却宏，分述如下。

（二）分型论治

1. 外感头痛

（1）外感风邪头痛

证候特点：头痛病程较长，痛势较剧，常有畏风，或不能电风扇、空调直吹，畏风或头部或仅项部，喜戴帽子，见风头痛复发或加重，苔薄白，脉浮或紧。

治法：疏风止痛。

方药：川芎茶调散、清空膏或清上蠲痛汤。

病机分析：此种头痛不是指外感风寒、风热的感冒头痛，而是风邪所致的反复发作的顽固性头痛。"伤于风者，上先受之""风气循风府而上"，上犯巅顶，阻遏络道而致头痛。风为阳邪，其性开泄，易袭阳位，头为诸阳之会，风邪久留不去，成为头痛旧患，头痛久而不愈，每遇风复发或加重。"风者，百病之始"，又风为"百病之长"，多夹时气而发病，可以夹杂寒邪、热邪、湿邪等，袭击人体，临床需仔细分辨。同时，要知常达变，节斋云："久头痛病，略感风寒便发，寒月须重绵浓帕包裹者，此属郁热，本热而标寒。世人不识，率用辛温解表之药，暂时得效，误认为寒，殊不知因其本有郁热，毛窍常疏，故风寒易入，外寒束其内热，闭热而为痛。辛热之药虽能开通闭逆，散其标之寒热，然以热济热，病本益深，恶寒愈甚矣。惟当泻火凉血为主，而佐以辛温散表之剂，以从法治之，则病可愈而根可除也。"

验案举隅：患者杨某，男，34岁。

初诊：2022年9月8日。主诉：头痛6年余。现病史：患者6年前打篮球时被篮球砸中，立即觉右侧太阳穴有搏动感，右侧头部涨痛，随即扩散至颈部、面部、全头部，此后整个头部持续涨痛，时轻时重，无恶心呕吐，情绪激动则加重，自觉极度痛苦，广泛寻求中、西医治疗，效果不显。曾先后在北京4家三甲西医院神经科、精神科住院治疗，分别诊断为偏头痛、颈源性头痛、紧张性头痛、新发每日持续性头痛。现每日服用止痛、抗抑郁焦虑药7种（丙戊酸钠缓释片、普瑞巴林胶囊、托吡酯片、盐酸齐拉西酮胶囊、盐酸替扎尼定片、利培酮片、盐酸文拉法辛缓释胶囊）。既往身体健康，否认父母及其他家庭成员有头痛病史。刻下症：现整个头涨痛，有紧箍感，持续不缓解，情绪变化则加重，天气骤变、吹冷风也会加重。长期夜寐不安，入睡困难，心烦易怒，心情压抑，食欲不振，胃脘痞满，进食水果、海鲜、辛辣加重，不敢吃凉的、油腻食物，大便不成形，黏腻不爽。查体：BP 115/75 mmHg，神清，HR 80次/分，律齐，腹软无压痛。舌淡红有齿印，苔白略腻，脉弦。西医诊断：紧张性头痛。中医诊断：头痛。病机：风湿郁热，痰热上壅。治法：疏风祛湿，清热化痰。方药：清空膏合礞石滚痰丸化裁。

川芎 15 g	羌活 10 g	防风 10 g
柴胡 15 g	黄连 10 g	黄芩 10 g

望京醫鏡｜急危重症及顽固性头痛临证治验

香附 15 g	天麻 10 g	青礞石 10 g
酒大黄 6 g	党参 10 g	法半夏 10 g
蜈蚣 3 条	生姜 10 g	大枣 10 g

7 剂，水煎服，日 1 剂。

二诊：2022 年 9 月 15 日。诉头涨痛及紧箍感明显减轻，睡眠好转，心情比较放松，饮食一般，大便黏腻不爽减轻，原方加减 14 剂。

三诊时病情稳定好转，开始逐渐减停西药。中药治疗 3 个月时，西药减到仅剩盐酸文拉法辛每日 12.5 mg，患者情绪变化及吹冷风仍有头痛，但可以忍受。

【病案讨论】 患者头痛畏风，反复发作，属外感风邪头痛范畴。有的患者有明确的感受风寒经历，如洗头后吹风、产后受风、经期受寒，这种情况偏头痛患者多见。此例患者同时出现典型紧张性头痛的症状，原因可能是篮球击头，脑部正气受损，风气因入。头涨痛，有紧箍感，为风夹湿邪，郁而化热。夜寐不安，入睡困难，心烦易怒，心情压抑，为肝郁有火。胃脘痞满，进食水果、海鲜、辛辣加重，不敢吃凉的、油腻的食物，大便不成形，黏腻不爽，为脾虚痰热中阻。清空膏一方出自金元四大家李杲之《兰室秘藏》，"清空"，指头部，头为诸阳经之会、清空之府。清空膏由川芎、柴胡、黄芩、黄连、防风、羌活、炙甘草诸药组成，用于风湿热邪上壅头目所致之偏正头痛，年久不愈者，有清泻肝火、祛风止痛之功，为治头风之常用方，尤适用于风湿热上攻于头且长期不愈者。礞石滚痰丸出自王珪《泰定养生主论》，由黄芩、大黄、青礞石、沉香组成，治一切实热老痰，癫狂惊悸，心下怔忡，或咳喘痰稠，胸脘满闷，眩晕耳鸣，或绕项结核，口眼蠕动，梦寐奇怪，或骨节疼痛难以名状，大便秘结。礞石滚痰丸在现代常用于治疗精神分裂症、神经衰弱、癫痫、慢性支气管炎、病毒性脑炎等属实热老痰者。古人云"百病痰作祟，怪病从痰治""千般怪证如神效"。方中以青礞石为君，取其药性燥悍，与硝石同煅，功能逐陈积伏匿之痰；大黄苦寒，荡涤实热，泻火通便，为臣；佐黄芩清热泻火；又以沉香速降下气，为诸药之开导，专治实热老痰为病。二方合用，切中病机，效果显著。

（2）厥阴表证头痛

证候特点：巅顶痛或全头痛，畏风或畏风寒，部位仅在颈部或头颈部，喜围围巾或戴帽子，不喜进食凉物，恶心呕吐，易腹泻，手足冷即手足厥寒，冬天加重，舌淡或淡胖，脉细。

治法：温经散寒，养血止痛。

方药：当归四逆加吴茱萸生姜汤。

病机分析：此处所谓的厥阴表证，是指寒邪痹阻于厥阴经脉而导致的头痛。肝属足厥阴经，足厥阴经循行分布最广，上至巅顶，下至足底，与胆、胃相连，与冲、任、督诸经脉相通，联系目、喉、舌、唇、少腹、前阴、睾丸等部位，肝居于季肋，排列六经之末，位居水火之间，体柔用刚，主生发，疏泄，运动，藏血、藏魂，在头痛发病中极为重要。"风气通于肝"，外风可因营卫空疏内客于肝导致头痛；内伤头痛常见原因是七情致病，肝主疏泄，肝喜条达而恶抑郁，若情志所伤，肝气不能调畅，气机失调，气血逆乱，可出现多种证候的头痛。

风寒之邪，侵犯人体，恰逢患者肝虚有寒，停于厥阴之经，足厥阴肝经向上经前额到达巅顶与督脉交会，故头痛部位多在巅顶，甚则全头痛；东垣曰"东风生于春，病在肝，俞在颈项，故春气者病在头"，故畏风或畏风寒；患者肝虚有寒，寒气上逆，横犯脾胃，故不喜进食凉物，恶心呕吐，易腹泻（单纯里寒，寒气上逆的头痛，就是大家熟知的"厥阴头痛"，吴茱萸汤证）；寒邪痹阻厥阴经脉，故手足冷即手足厥寒，冬天明显或者加重。脉细是厥阴表证的常见脉象。头痛厥阴表证常见肝虚有寒之人，感受风寒外邪，风寒痹阻厥阴经脉。此类人多有汗出当风史，或平时常卧寐吹风；头痛剧烈，多在巅顶，或厥阴经旺时加重；畏风或畏风寒，仅颈部或头颈部，颈部爱围围巾，或全身轻微恶寒；常有里寒表现，如不喜进食凉物，恶心呕吐，易腹泻。

验案举隅：患者孙某，女，60岁。

初诊：2022年8月6日。因头痛反复发作40余年就诊。患者40年前无明显诱因突发头痛，以巅顶痛为主，头痛欲裂欲撞墙，伴恶心、呕吐，持续2天方缓解，后头痛频繁发作，一周数次，曾在某医院神经科住院治疗，诊断为偏头痛，口服多种止痛药，效果不显。常因感受寒冷或吹冷风后诱发，平素手脚冰凉，极其怕冷，冬天需加倍保暖，夏天不敢吹空调，不欲饮冷，饮冷后必腹痛腹泻。外婆有头痛病史。刻下症：巅顶头痛难忍，恶心呕吐，头部畏风，夜寐不安，心烦易怒，不敢进食凉物，手足凉，大便困难，舌淡胖，苔薄白，脉细。西医诊断：偏头痛。中医诊断：头痛。治法：温经散寒，养血止痛。方药：当归四逆加吴茱萸生姜汤加减。

当归 30 g	桂枝 10 g	白芍 90 g
细辛 3 g	川木通 10 g	大枣 10 g
吴茱萸 10 g	生姜 30 g	川芎 30 g
蜈蚣 3 g	炙甘草 6 g	

7 剂，水煎服，日 1 剂。

二诊：患者面露喜色，自诉头痛减轻大半，只是偶尔发作，但仍觉怕冷，倦怠少气，前方加干姜、附片以振奋脾肾之阳。

连服 7 剂，头痛没有发作，畏风寒明显减轻。继续服药 12 余剂，多年沉疴基本消失。

【病案讨论】此患者主要表现为巅顶头痛，头部畏风，巅顶属于厥阴肝经，头部畏风乃厥阴表证的常见症状；里有寒邪，故不欲饮冷，饮冷后必腹痛腹泻，是"内有久寒"之证；手足厥寒，舌淡，脉细，是厥阴表证常见症状及舌脉。本例患者的头痛为厥阴营血分风寒痹阻导致，宜当归四逆加吴茱萸生姜汤。当归四逆汤方始载于东汉张仲景的《伤寒论》第351条："手足厥寒，脉细欲绝者，当归四逆汤主之。"此方具有温经散寒，养血通脉之功，主治血虚感寒。其人内有久寒，以通经和营为主，微具外发之力，以解厥阴经脉营血之表寒，故临床疗效颇佳。刘教授认为，无论是原发性头痛还是继发性头痛，辨证为厥阴表证，无论有无明显里寒症状，采用当归四逆加吴茱萸生姜汤治疗，常能收桴鼓之效。刘教授临床习惯，一遇到头顶痛的患者，就会摸摸患者的手，如果手冷、脉细，就会首先想到这可能是厥阴病了。

（3）湿热上壅头痛

证候特点：头痛如裹，或午后、阴雨天加重，心烦，身重肢痛，胸闷纳呆，大便溏滞，小便黄少，舌质红，舌苔黄腻，脉多濡数。

治法：清热利湿。

方药：五叶芦根汤。

病机分析：湿热头痛是因为湿热蒙蔽清窍所致。张三锡曰："湿有天之湿，雾露雨是也，天本乎气，故先中表之荣卫。有地之湿，水泥是也，地本乎形，故先伤皮肉筋骨血脉。有饮食之湿，酒水乳酪之类是也，胃为水谷之海，故伤于脾胃。"外感"天之湿"，湿热之邪上蒙头窍，困遏清阳，故头痛如裹，头重痛昏闷，头两侧及头顶涨疼。正如《证治准绳》

所言："因天之湿淫外着也，因人之湿痰上蒸也，因在下之阴气逆于上也，皆得而头重。何以言之？头象于天，其气极清，地气重浊，地者阴也，土湿也。若外着内蒸，必壅蔽清道，致气血不利，沉滞于经隧脉络，故重。《内经》曰：阳气者，因于湿，首如裹，是外湿蔽着者也。……东垣云：头重如山，此湿气在头也。"湿邪内伏，湿为阴邪，阴邪自旺于阴分，故午后、每遇阴雨天气头痛加重。《兰室秘藏·头痛门》云："心烦头痛者，病在耳中，过在手巨阳、少阴，乃湿热头痛也。"湿困肌表，故身重肢痛。湿气弥漫，郁阻气机，可致胸闷纳呆。湿热内蕴，则大便溏滞，小便黄少。舌苔黄腻、舌质红，脉多濡数为湿热之象。

丹溪曰"六气之中，湿热为病，十居八九"，《伤寒论》中的白虎加苍术汤、茵陈蒿汤、白头翁汤、麻黄连翘赤小豆汤、栀子柏皮汤、茵陈五苓散等就是为外感湿热之病而设，后世温病学家论之更详。湿热证，外感、内伤均可有之。内伤之湿热，以内湿为主，起病缓慢，病程长，可经年累月不愈。外感之湿热，多由外邪引发，一般必有内湿相引，其发病相对急，传变快，病程短，初有外感寒热之表现。湿热头痛，临床并不罕见，一年四季均可发生，湿邪与热邪合而为病，有表现眩晕、血压高的，滋阴潜阳后头仍痛，有乏困无力的，认为是虚证予补益，越治越乏头越痛，故极易误治导致湿热邪气留恋三焦，热郁湿中，湿蒸热动，如油入面，难分难解，使病程长而缠绵难愈。

验案举隅 1：患者常某，男，23 岁。主诉：头闷痛昏沉 5 年余。现病史：5 年前因生闷气导致头痛发作，头顶发紧，头重疼昏闷，持续不缓解，整天心烦意乱，不能坚持学习，当地医院诊断为抑郁症，服用盐酸舍曲林片、丙戊酸钠缓释片、齐拉西酮胶囊、布洛芬后，病情稍减轻。目前在服盐酸舍曲林片中午 1 片，丙戊酸钠缓释片中午 1 片、晚上 1 片，齐拉西酮胶囊晚上 1 粒，布洛芬 1～2 片。曾间断服用中药，效果不显。现仍头顶发紧，像紧箍住一样，头沉重闷痛似浆糊，不清晰，每天头痛持续，晨起稍轻，夜间加重，情绪不好时加重，不能长时间低头、久坐，心情时烦，有时很低落，入睡困难，周身乏力困重，口干口苦，心慌胸闷，便溏不爽，尿黄。舌红，苔略黄腻，脉濡。家人无头痛病史。西医诊断：紧张性头痛。中医诊断：头痛。病机：湿热上蒙。方药：五叶芦根汤加减。

佩兰 10 g	蜜枇杷叶 10 g	荷叶 10 g
藿香 10 g	薄荷 6 g	芦根 30 g
炒冬瓜仁 30 g	石菖蒲 10 g	郁金 10 g
炒栀子 10 g	僵蚕 10 g	蝉蜕 10 g
青礞石 10 g	法半夏 10 g	

14 剂，水煎服，日 1 剂。

服药 2 周后复诊，患者服药 1 周后即感头痛减轻，昏沉难受好转，停服布洛芬，仍心烦，情绪不稳定，容易生气发怒，晚上头不适比较明显，感觉脑袋血液不通畅，偶尔有一点头晕耳鸣。原方加减继续治疗 2 个月，诸症明显好转，自己在家学习，不爱去人多的地方，抗抑郁药逐渐减量。继续治疗 3 个月后，盐酸舍曲林片、丙戊酸钠缓释片、齐拉西酮胶囊均已停服，仅用中药治疗，病情稳定。

验案举隅 2：患者田某，女，31 岁。主诉：头痛 17 年，加重 5 年。17 年前无明显诱因开始头痛，为太阳穴处涨痛，有时候是一侧，有时候是两侧，偶尔连及前额、眼眶，严重时呕吐，怕光怕声，每次发作会持续 2 ~ 3 天，经期、情绪紧张、晒太阳、吹风、劳累均可诱发，经期头痛最重。否认家族头痛史。当地医院诊断为偏头痛，一直进行中西医治疗，效果不显。5 年前头痛加重，每天发作，头涨痛，早上开始头痛，每天服用米格来宁、利扎曲普坦，稍减轻。现头整天涨痛，或左或右，连及前额、眼眶，下午加重，头痛难忍，不能正常工作，入睡困难，夜间易醒，烦躁易怒，怕热（夏季明显），平日乏力，纳呆，不敢吃油腻食物，困倦，身体沉重，大便溏，黏滞不爽，2 天 1 次，月经周期正常，量多色深。舌淡红有齿印，苔略黄腻，脉濡。西医诊断：偏头痛。中医诊断：头痛。病机：湿热上蒙。方药：头风神方加减。

土茯苓 120 g	辛夷 3 g	蔓荆子 3 g
防风 3 g	金银花 10 g	白芷 3 g
冬瓜仁 6 g	玄参 3 g	墨旱莲 3 g

天麻 3 g　　　　　川芎 3 g　　　　　灯心草 3 g

甘草 2 g

7 剂，水煎服，日 1 剂。

服药 1 周后复诊，患者头痛明显减轻，可以不吃止痛药，头痛有时是左边，有时是右边，还有时眼眶、前额同时痛，干点活就累得不行，大便仍然有点黏，原方加减治疗 3 个月余，头痛基本消失。

【病案讨论】 患者常某，湿热蒙蔽清窍，头闷痛昏沉，头像一桶浆糊，不清晰。湿为阴邪，夜属阴分，两阴叠加，故夜晚头痛加重。湿热困肌表，故身重肢痛。湿气弥漫，郁阻气机，可致胸闷纳呆。湿热之邪，内郁肝胆，故心情时烦，口干口苦。情绪变化，影响肝胆疏泄，气机失疏，故情绪可诱发加重头痛。湿热内蕴，影响二便，则大便溏滞，小便黄少。治宜清热利湿，分消三焦，侧重上中二焦。方选五叶芦根汤，此方源于清代薛生白的《湿热病篇》，原方剂量是：藿香叶二钱、薄荷叶六分、鲜荷叶一钱、冬瓜子五钱、佩兰叶一钱五分、枇杷叶五钱（去毛筋，炒黄）、活水芦根一两。五叶香散轻扬为君，宣上焦以疏中气，佐以芦根、冬瓜仁轻清甘淡，肃清肺胃。肺胃清降，湿有出路，湿去热自消，是为湿热上蒙之良方。更加石菖蒲、郁金，化湿开窍，行气开郁。僵蚕、蝉蜕，有升降散之意，可胜风除湿，清热解郁。青礞石坠痰、下气、平肝。法半夏燥湿化痰，消痞散结。炒栀子泻火除烦，清热利湿。诸药合用，湿热清而脑络通，肝气舒而神志定。原方主治湿热俱轻，余邪蒙蔽清阳之证，刘教授今用来治疗湿热阻滞上焦清阳的头痛，其效甚捷。

患者田某，湿热蕴结，浊邪害清，故头痛剧烈。湿热兼风，头痛病位不固定。湿为阴邪，则头痛下午加重。患者湿热郁于肝胆，故头痛主要在头两侧，入睡困难，夜间易醒，烦躁易怒。湿热阻于中焦，故纳呆，不敢吃油腻食物。湿热阻于下焦，故大便溏，黏滞不爽，2 天 1 次。湿热困于肌表，故困倦，身体沉重。此为湿热蕴结甚重的头痛，部位不固定，与肝胆瘀滞关系密切，而有风象，故方选头风神方。头风神方记载于明代缪希雍《先醒斋医学广笔记》，原方药物组成及用法是：土茯苓四两、金银花三钱、蔓荆子一钱、玄参八分、防风一钱、天麻一钱、辛夷五分、川芎五分、黑豆四十九粒、灯心草二十根、芽茶五钱，河水、井水各一盅半，煎一盅服。土茯苓自《本草纲目》始入药，最早用于治疗梅毒，后来用于解铅汞之毒及痈疽毒疮之火毒，本品甘淡，可解毒利湿，通利关节，大剂量土茯苓配以金银花、玄参，是为清热解毒而设，川芎止痛，天麻定眩，防风、辛夷祛风，灯心草引热下行，对湿热蕴结，兼有风邪的顽固性头痛常收意外之效。

两案均为湿热上蒙清窍，但病邪有轻重不同，临床表现各异，古人所定之方亦有针对性。

2. 内伤头痛

（1）阳明头痛

证候特点：前额部及眉棱骨，或连目珠，或痛连齿龈，或颜面疼痛。头痛像要裂开一样，眼睛红赤，潮热自汗，舌苔黄燥，脉大有力。

治法：清泻阳明经实热。

方药：葛根蠲痛汤（经验方）。

病机分析：阳明经居三阳之间，外邪直受少见，多由太阳之邪不解而传之。其病因多因胃热，循经上攻前额，故痛位在额及眉棱骨，或连目珠，或痛连齿龈，或颜面疼痛。阳明头痛的特点，恰如《景岳全书》所言"火邪头痛者，虽各经皆有火证，而独惟阳明为最"，正以阳明胃火，盛于头面而直达头维，故其痛必甚，像要裂开一样。阳明蕴热上蒸则见眼睛红赤，潮热自汗。舌苔黄燥，脉大有力为胃火炽盛的表现。热入阳明，阳明属胃，胃为燥腑，易生燥热，途循两路，上行则头痛，热漫全身，入腑则易生热结便秘，症见日晡潮热，腹痛拒按。治疗阳明经蕴热上蒸宜清胃泻火，通络止痛，方用白虎汤；阳明热结腑实证宜清胃泻热，降气导浊，方用承气汤类方。刘教授临床发现，不少阳明头痛患者常阳明气分热盛与热结便秘同时存在，外或因隐匿不显外邪束表，或因阳明经气内郁，导致阳明盛热没有出路，故头痛特剧，治疗唯有宣表、清胃泻火与导热下行同时运用，才可收事半功倍之效。刘教授取葛根汤、黄连解毒汤、白虎汤、承气汤之意，自组葛根蠲痛汤，常用此方治阳明经证的丛集性头痛、偏头痛等，疗效颇佳，特别是对临床极为难治的丛集性头痛意义重大。丛集性头痛是原发性三叉神经自主神经性头痛的一种，严格的单侧发作、自主神经症状及昼夜节律性等特点可以用来鉴别偏头痛和三叉神经头痛，因头痛程度剧烈，又被称为"自杀性头痛"。西医治疗常以吸氧、止痛药暂时止痛为主。运用此方，只要辨证施治准确，治疗常有出人意料之效。

验案举隅1：患者张某，男，28岁。

初诊：2023年4月8日。主诉：右眼球后剧痛反复发作10年，发作7天。现病史：10年前无明显诱因出现右眼球后剧痛头痛，眼球后感觉有根筋越来越紧，难以忍受，右侧眼流泪、眼球充血，右眼眶四周鼓、涨、疼，同时右侧鼻塞、流涕，持续3小时自行缓解。此后反复发作，头痛发作形成规律，每年春、秋季各发作1次，每次持续1个月。每天发作1~2次，发作时间为夜里2点或中午12点，头痛持续时间1~4小时，诊断为丛集性头痛，吃各种止痛药均无效，开始2年吸氧可止痛，后吸氧也没有作用。做过蝶腭神经穿刺、神经阻滞等多种治疗，均无明显疗效。既往身体健康，否认家族成员有头痛病史。刻下症：右侧眼球后疼痛，涨痛难忍，流眼泪，眼球充血，眼眶四周鼓、涨、疼，右侧鼻塞、流涕，持续2~4小时。每晚必发，常从梦中疼醒，醒后需不断行走。口干，食可，大便 1 天 1 次，小便黄，平时情绪较稳定，痛时烦躁不安，时感乏力。查体：BP 115/80 mmHg，神清，HR 80 次/分，双肺未闻及干湿啰音，腹软无压痛。舌质红，苔略腻而干，脉弦。西医诊断：丛集性头痛。中医诊断：头痛。辨证：阳明热盛。方药：葛根蠲痛汤（自拟方）化裁。

葛根 60 g	桂枝 10 g	白芍 30 g
白芷 30 g	生石膏 50 g	知母 10 g
炒白术 15 g	天麻 10 g	川芎 30 g
丹参 30 g	僵蚕 10 g	酒大黄 3 g
蝉蜕 10 g	生姜 10 g	大枣 10 g
炙甘草 3 g		

14 剂，日 1 剂。

二诊：服药第一天下午，患者明显感觉头部血管里血液流动，当夜目痛程度减轻，服药 14 剂后疼痛明显缓解，晚上疼痛基本消失，中午头痛时有发作，可以忍受，原方加减 14 剂，巩固疗效。

验案举隅 2：患者汪某，男，43 岁。

初诊：2023 年 12 月 14 日。主诉：头痛发作 4 年余，复发 10 天。2019 年出差时无明显诱因突发头痛，右眼眶连及右侧太阳穴、前额、牙齿剧烈绞痛，右侧鼻塞、流涕、流眼泪，持续 1 小时左右缓解。此后每天上午 10 点到 11 点，下午 1 点半到 2 点半发作，伴烦躁，头部出汗，暴汗后缓解，在某三甲医院诊断为丛集性头痛，曲普坦喷雾剂止痛，醋酸泼尼松片60 mg qd 服用8天稍有缓解。每年春、秋季各发作1次，每次持续1个月，每次发作均口服醋酸泼尼松片及止痛药，仍疼痛难忍，痛苦异常。10天前因吹冷空气发作，自觉冷空气侵袭头部，眼眶连及右侧太阳穴、前额、牙齿剧烈疼痛，持续1小时左右，每天发作2次，伴烦躁，头部出汗，暴汗后缓解，因欲寻求中医治疗，故坚持未服西药，口干喜冷饮，心烦口臭，便秘，舌苔黄燥，脉滑。西医诊断：丛集性头痛。中医诊断：头痛。辨证：阳明头痛证。方药：葛根蠲痛汤加减。

葛根 60 g	桂枝 10 g	黄连 10 g
白芍 60 g	生姜 10 g	大枣 10 g
生石膏 50 g	知母 10 g	姜厚朴 30 g
枳实 15 g	大黄 10 g	白芷 30 g
蜈蚣 3 g	川芎 30 g	炙甘草 3 g

14剂，水煎服，日1剂。

后未见患者复诊，直至患者介绍亲戚来诊方知3剂中药服后头痛便不再发作，又尽服余剂诸症大减，忙于工作未复诊，至今头痛未复发。

【病案讨论】丛集性头痛被称为"自杀性头痛"，张某主要表现为右眼球后剧痛头痛，目前对于此类疾病西医学缺乏有效治疗方法。《素问·金匮真言论》谓肝"开窍于目"，《灵枢·大惑论》谓"目者，五脏六腑之精也""五脏六腑之精气，皆上注于目而为之精，精之窠为眼"。足厥阴肝经自下而上，沿喉咙之后入鼻咽部，上行连于目系而出于额后直达巅顶，三阳经均与目相连，虽目与五脏六腑有关，但尤以肝脏为密切。此患者右侧眼流泪、眼球充血，右眼眶四周鼓、涨、疼，同时右侧鼻塞、流涕，均为阳明经循行部位，故病在阳明，正如《医学心悟》所言："目鼻者，足阳明胃所布之经络也。经云：阳明之脉，起于鼻，交额中，旁纳太阳之脉，连目眦，下循鼻外，入上齿中，挟口环唇。邪气传之，则目痛、鼻干。至于他经，各行其道，何目痛、鼻干之有？"烦躁、口干、舌红为有火，火邪头痛，阳明最正，故目痛剧烈。发作时间为夜里2点或中午12点，夜里2点和中午12点为阳气萌动和阳气较盛之时，两阳重叠。此类患者阳明热盛，刘教授认为，无论有无大便秘结，都需清热泻火与通腑泻热同用，同时久痛复作，郁火内伏，基于对病机的认识，乃师葛根汤、白虎汤、黄连解毒汤、承气汤、升降散之意，自拟葛根蠲痛汤，对这样顽固剧烈头痛，效果良好。

患者汪某因吹冷空气诱发头痛，眼眶连及前额、牙齿，正是阳明经之循行部位；发作时口干喜冷饮，心烦口臭，便秘，舌苔黄燥，脉滑，为阳明气分热盛、肠燥腑实；吹冷空气诱发提示阳明经气郁而不舒，因此方药葛根蠲痛汤有葛根汤、白虎汤、小承气汤之意，三方合用，对阳明内热炽盛、肠燥腑实、阳明经气郁失宣的头痛，能宣畅经络、清解里热，通腑泄浊，故而告愈。刘教授临床每遇此种头痛之证，随证加减，都可奏效。

（2）少阳头痛

证候特点：头部一侧或两侧太阳穴涨痛，常因情志不遂引起或加重，胸闷善太息，精神抑郁，情绪不宁，烦躁失眠，善惊易恐，神疲食少，女子多有月经不调，舌淡红，苔薄黄，脉弦。

治法：和解少阳，安神止痛。

方药：柴胡加龙骨牡蛎汤。

病机分析：情志内伤，肝失条达，肝气郁结，肝胆相表里，气郁化火，肝胆郁热，气火交结，上扰清窍而头痛。少阳胆经循行于头之两侧并连及耳部，故痛在头部一侧或两侧。肝气不舒，故常因情志不遂引起或加重，胸闷善太息。肝胆郁火，心神被扰，不得潜藏，故精神抑郁，情绪不宁，烦躁失眠，善惊易恐。肝乘脾土，则神疲食少。肝郁气滞，女子多有月经失调。舌淡红、苔薄黄，脉弦，为肝郁化火之表现。这里肝胆火郁，主要是少阳胆经的病变，故治疗需和解少阳、通阳泻热、镇惊安神。这类患者临床极为常见，无论是原发性头痛，还是继发性头痛，头痛日久，合并焦虑、抑郁，或抑郁状态出现头痛，均可出现这一证候，患者主诉以自觉症状为多，对气温变化的反应敏感，或时有寒热感，情绪波动比较大，食欲易受情绪影响，胸胁部时有气塞满闷感，或有触痛，四肢常冷；女性月经周期不齐，经前多有胸闷、乳房胀痛结块，伴烦躁、噩梦纷纭，惊悸不宁，癫狂，躁动，易惊（惊是一种突发性的不适感、不安感、恐惧感，惊恐、惊梦、惊悸，有的稍有响声即心脏乱跳，有的入夜噩梦连连，醒后浑身湿透）。

验案举隅： 患者付某，女，47 岁。

初诊： 2023 年 11 月 13 日。头痛 8 年，复发加重 1 月。现病史：8 年前无明显诱因出现头痛，闷痛为主，伴头晕，右侧头痛为主，位置不完全固定，或左或右，有时波及前额、枕部，常因情绪、睡眠不好、劳累诱发。诊断为偏头痛，经常口服布洛芬减轻疼痛。姥姥有偏头痛病史。1 个月前因家中琐事出现头痛复发且加重，头痛持续不缓解，口服布洛芬效果不显。现患者持续头痛，偶有耳鸣，心情烦躁，口干口苦，情绪低落，无故悲伤欲哭，入睡困难，寐浅易醒，胸闷善太息，短气乏力，时感心慌，小便黄，便秘。舌红苔略黄，脉沉弦。西医诊断：偏头痛，抑郁状态。中医诊断：头痛。病机：肝胆郁结，心神不安。治法：和解少阳，安神止痛。方药：柴胡加龙骨牡蛎汤加减。

柴胡 15 g	黄芩 10 g	龙骨 30 g
牡蛎 30 g	法半夏 10 g	茯苓 30 g
桂枝 10 g	生姜 10 g	大枣 10 g
酒大黄 6 g	磁石 30 g	白芍 30 g
香附 30 g	浮小麦 30 g	旋覆花 30 g

蜈蚣 3 g　　　　　党参 15 g　　　　　炙甘草 6 g

7 剂，水煎服，日 1 剂。

二诊：头痛好转，情绪稳定，烦躁及悲伤欲哭明显减少，胸闷善太息减轻，睡眠改善，效不更方。

原方加减继服 2 个月余，诸症基本消失。

【病案讨论】该患者因家中琐事导致肝胆气郁，少阳枢机不利，故发头痛；肝胆气郁，郁而化火，火扰心神，故入睡困难，寐浅易醒。肝郁气滞，不能疏泄，故情绪低落，无故悲伤欲哭，胸闷善太息，短气乏力。肝胆火炽，故烦躁，口干口苦，耳鸣，小便黄，大便秘结。患者是肝胆气郁，郁而化火，导致少阳枢机不利，心神失养。治疗选柴胡加龙骨牡蛎汤。柴胡加龙骨牡蛎汤首载于《伤寒论》，该书云："伤寒八九日，下之……柴胡加龙骨牡蛎汤主之。"柴胡加龙骨牡蛎汤原用于伤寒误用泻下之法，邪气内犯于少阳，同时损伤正气，患者出现表里俱虚、三焦不利的证候。该方以柴胡解郁疏肝，黄芩清热燥湿，共为君药；臣以桂枝温阳化气，茯苓健脾宁心安神；佐以半夏消痞散结化痰，生姜辛温散结，大黄通腑清热，龙骨、牡蛎镇静安神，党参安神益智，大枣养心安神为使药。全方有和解少阳、疏肝解郁健脾、镇静安神之效果，能散郁结之气，除气滞所生之邪，为调补肝脾、理气安神之妙方。刘教授认为该方既可疏散抑郁之症，又可平缓亢盛之症，对于少阳枢机不利，上中下三焦之余邪积热、肝郁气滞、痰结等所引起的心悸、郁症、不寐、头痛等病证均可以加减应用。辨证要点总结：①遭受情感打击或生气后诱发情绪低落，无故悲伤欲哭；②伴随有夜寐不安、疲劳感、胸闷、心悸、头昏、耳鸣、不安等不适症状；③舌苔黄，大便多干结难解。应用时只要辨证得当，证机相符，同时注意心理治疗、精神调摄，即可获身心疗愈。

（3）肝火头痛

证候特点：头痛且涨，面红目赤，心烦易怒，口苦胁痛，便秘溲赤，耳聋阴肿，舌红苔薄黄，脉弦数或弦紧。

治法：清肝泻火。

方药：龙胆泻肝汤。

病机分析：肝为将军之官，体阴而用阳。肝为厥阴风木之脏，内寄相火于胆，其性易动，"动则猖狂莫制"，上冲头顶，外彻躯干，脏腑表里，身中内外，病害最多。肝胆实火循经上炎，故见头痛且涨，目赤，耳聋，心烦易怒，口苦胁痛。湿热下注，则见便秘溲赤，阴肿。常因恼怒而引起发作，怒气伤肝，肝火上逆，则生诸症。

验案举隅：患者男，63 岁。2017 年 8 月 1 日就诊。主诉：左侧头部跳痛反复发作近 28 年。患者 28 年前因情绪激动突然头痛，疼痛从左眼眶开始，扩散至左侧头部，跳痛不止，头痛欲裂，痛得用头直撞暖气片，伴有恶心呕吐，全身汗出，左侧面部麻木，持续约 6 小时自行缓解。此后常因情绪因素而诱发，发作次数越来越频繁，严重影响日常生活，多次在不同医院住院治疗。曾在一家医院行神经节阻滞治疗，疼痛缓解近半年，复发后各种中西医治疗均收效甚微。现在头痛发作频繁，疼痛剧烈，每天口服苯甲酸利扎曲普坦片 5 mg tid、氯美唑酮片 0.2 g qn 和盐酸氟桂利嗪胶囊 5 mg qn，以图减轻疼痛。恶闻人声，喜安静阴暗，自住一屋，远离家人。刻下症：左侧头痛，剧烈跳痛，心烦，光线明亮易诱发或加重，天气炎热时发作增加，喜静喜暗，烦躁易怒，口干口苦，夜寐不安，饮食一般，大小便频繁。既往病史：冠心病 2 年。母亲有偏头痛病史。查体：BP 120/80 mmHg，形体偏胖，痛苦面容，双肺呼吸音清晰，未闻及干湿啰音，HR 78 次/分，律齐，腹软，无压痛、反跳痛，肠鸣音正常。舌质红，苔略黄，脉沉弦。西医诊断：偏头痛。中医诊断：头痛。病机：肝火上炎。方药：龙胆泻肝汤合芍药甘草汤化裁。

龙胆草 10 g	柴胡 15 g	黄芩 10 g
泽泻 10 g	炒栀子 10 g	车前子 10 g（包煎）
生地黄 30 g	当归 10 g	川木通 10 g
丹参 30 g	川芎 15 g	白芍 60 g
珍珠母 30 g	甘草 10 g	

7 剂，水煎服，每日 1 剂，分早、晚 2 次服用。止痛药按原剂量继续服用。

患者服完 7 剂后来诊，诉头痛有所减轻，睡眠似有改善，察舌脉变化不大，原方不变，只将白芍增至90 g，延服7剂。患者复诊时诉头痛大为减轻，已可忍受，愿与人交流，继续守原方加减治疗。治疗1个月后，头痛基本缓解，停服止痛药。原方化裁治疗2个月，头痛消失，延服1个月。1年后随访述头痛未复发。

【病案讨论】 患者为偏头痛，发作频率及疼痛剧烈程度较为严重。头痛因情绪及天气变化加重，结合伴随症状，为肝胆实火循经上扰，辨证为肝火上炎。处方中龙胆草、栀子、黄芩苦寒直折，大泻肝胆实火；肝胆实火耗伤阴血，故以生地黄凉血养阴；丹参活血祛瘀，凉血消痛；白芍柔肝缓急，养筋脉，解痉挛，与甘草合用，共为酸甘化阴之剂，对头痛特别是跳痛，有较好效果，但须重用，本案中白芍用至90 g方才见效；久病必瘀，加善止头痛的川芎活血通络。龙胆泻肝汤出自清代汪昂《医方集解》，汪昂言此方"足厥阴、少阳药也。龙胆泻厥阴之热，柴胡平少阳之热，黄芩、栀子清肺与三焦之热以佐之；泽泻泻肾经之湿，木通、车前泻小肠、膀胱之湿以佐之。然皆苦寒下泻之药，故用归、地以养血而补肝，用甘草以缓中而不使伤胃，为臣使也"。其适用病证的病机特点为肝胆实火上炎，肝经湿热下注。刘教授言龙胆泻肝汤是临床常用的治疗肝火上炎型头痛的名方，使用得当，常能收桴鼓之效。

（4）肝阳头痛

证候特点：头痛而眩，心烦易怒，睡眠不宁，面红目赤，泛恶口苦，眩晕如仆，耳鸣目胀，喜静恶烦，中午头痛加重，怕见阳光，或巅顶如有物重压，兼麻木感，苔薄黄，脉弦。

治法：平肝潜阳。

方药：天麻钩藤饮。

病机分析：肝主疏泄，喜条达而恶抑郁，忧思、恼怒致肝失条达，抑郁化火则肝阳亢盛，或平素肝肾亏虚，阴不制阳，肝阳偏亢，均可致阳亢化风。"诸风掉眩，皆属于肝"。肝阴不足，肝阳亢盛，风阳上扰头目，故头痛而眩。肝火偏亢，上扰心神，致心烦易怒，睡眠不宁。肝开窍于目，阳偏亢，故见面红目赤。肝胆之气横逆，胃失和降，故出现泛恶口苦。《类证治裁·头痛论治》曰："内风扰巅者，筋惕，肝阳上冒，震动髓海。"症见眩晕如仆，耳鸣目胀，喜静恶烦，或巅顶如有物重压，兼麻木感。中午为阳盛之时，又肝阳偏亢，两阳相迫，故而头痛加重，怕见阳光。舌红苔黄、脉弦为肝火偏旺之征。

验案举隅： 徐某，男，34岁。因头痛头晕反复发作5年，加重1个月于2020年7月24日就诊。患者于5年前无明显诱因出现头痛头晕，为头两侧涨痛，头昏沉不清晰，心烦失眠，就诊于当地医院，查血压160/100 mmHg，诊断为"高血压"，口服缬沙坦、氨氯地平，血压得以控制，但头痛头晕时有，常因劳累、失眠及生气加重。1个月前因情绪激动出现双侧头涨痛，头顶时有麻木感，整个头沉重，当天到医院就诊，头部

CT 无异常，血压经治目前平稳。刻下症：头双侧涨痛，头顶时有麻木感，脑昏沉，心烦易怒，烦闷异常，时有耳鸣，入睡困难，口干口苦，纳食可，小便黄，大便秘结。舌质红，苔薄白，脉弦数。父亲有高血压病史。西医诊断：高血压；失眠。中医诊断：头痛（肝阳上亢）。治以平肝潜阳，方用天麻钩藤饮加减。

天麻 30 g	生石决明 30 g	钩藤 30 g（后下）
生杜仲 15 g	怀牛膝 30 g	桑寄生 30 g
栀子 10 g	黄芩 10 g	丹参 30 g
茯苓 30 g	蜈蚣 3 g	合欢皮 30 g
珍珠母 30 g	白芍 30 g	川芎 10 g

14 剂，水煎服，日 1 剂，分 2 次服。

患者复诊时诉头痛减轻，头顶的麻木感基本消失，大便通畅，仍入睡困难，心烦易怒，原方加减治疗 1 个月后症状基本消失，睡眠可。继续服中药治疗，将降压药减量，只服缬沙坦，观察 1 个月，患者血压平稳。

【病案讨论】 患者之病原在于肝火之厥逆，"诸风掉眩，皆属于肝"，肝失条达，肝阳偏亢，循经上扰清窍，故患者头痛而晕，头顶时有麻木感，整个头沉重。肝火偏亢，扰乱心神，故患者心烦易怒，烦闷异常，入睡困难。患者属于肝郁化火，阴虚阳亢，亢而生风。治疗宜平肝息风，清热活血，补益肝肾，方选天麻钩藤饮加减。原方出自《杂病证治新义》，由天麻、钩藤、生石决明、山栀、黄芩、川牛膝、杜仲、益母草、桑寄生、夜交藤、朱茯神组成。方中天麻、钩藤平肝息风，为君药。生石决明咸寒质重，平肝潜阳，除热明目，助君平肝息风之力；川牛膝引血下行，兼益肝肾，并能活血利水，共为臣药。杜仲、桑寄生补益肝肾以治本；栀子、黄芩清肝降火，以折其亢阳；益母草合川牛膝活血利水，以利平降肝阳；夜交藤、朱茯神宁心安神，均为佐药。诸药合用，共奏平肝息风、清热活血、补益肝肾之功。

（5）痰浊头痛

证候特点：头痛昏蒙，胸脘满闷，呕恶痰涎，苔白腻，脉滑。

治法：化痰降逆。

方药：半夏白术天麻汤，化火则用黄连温胆汤。

病机分析：此型的患者素来体质肥胖，或喜食烟酒及肥甘厚腻之品，致脾失健运，聚湿生痰，痰浊中阻，清阳不升，浊阴不降，清窍失养，浊阴上蒙，而致头痛。表现为头痛时作，涨痛、闷痛、撕裂样痛、电击样疼痛或针刺样痛，部分患者伴有血管搏动感及头部紧箍感，昏蒙沉重，胸脘满闷，呕吐痰涎，四肢沉重倦怠，苔白腻，脉滑。痰浊邪气，其性黏腻上犯，见头痛兼沉闷涨，且病情缠绵，时发时愈；痰浊中阻则胸脘满闷，食欲不振，恶心呕吐，甚至频频呕恶痰涎；痰浊停聚过多则外界油腻腥荤之物易触发头痛，甚至一见油腻腥荤就头痛呕恶；痰湿内伏，阻遏阳气可见嗜睡；痰气充斥机体则肢体困重；痰湿属阴，暖热属阳，阳可散阴，故头痛喜热熨；痰湿之邪，黏腻滑利，下渗胃肠，大便稀溏，或兼肝失疏泄，则大便秘结不爽（但粪便不干结）；痰湿为水谷精微所化生，津液变少则小便少；痰湿盘踞不散，血脉受阻，则血压偏高；痰浊为阴邪，阴雨天气、寒凉潮湿、闷热，同气相加而类聚，故头痛在寒冷、潮湿天气发作或加重，在天气晴朗、气候适宜时减轻；舌苔白腻、脉弦滑均为痰浊内盛之象。若痰郁化火，痰火头痛者见头涨痛，常伴有脑鸣，头额光亮如油，厌恶暖热，面红目赤，胸脘满闷，口苦口干，心烦易怒，小便短黄，便秘，舌苔黄腻，脉弦滑数。中医学有"怪病多痰"的说法，痰浊为病，变证百出，临床辨治，宜审慎仔细。

验案举隅：张某，男，34 岁。因间断头痛 4 年，于 2021 年 2 月 24 日初诊。患者 4 年前无明显诱因出现头痛，前额及头顶部闷痛，整个头昏沉，没有精神，心烦易怒，测血压 160/100 mmHg，附近医院做多种检查未见异常，诊断为原发性高血压，予降压治疗，血压控制后头昏、头痛症状缓解不明显。曾多次中药治疗，效果不明显。父亲有高血压病史，家人无头痛病史。喜食肥甘厚味，常熬夜及夜餐。刻下症：头痛昏沉，前额及头顶部为甚，形体肥胖，胸闷，口苦口干，心烦易怒，夜寐不安，倦怠，肢体沉重，小便短黄，便秘，舌色暗红，舌苔腻略黄，脉弦滑。西医诊断：高血压，继发性头痛。

中医诊断：头痛。病机：痰热阻滞脑络。方药：黄连温胆汤加减。

黄连 10 g	竹茹 10 g	法半夏 30 g
陈皮 10 g	茯苓 20 g	丹参 30 g
白芍 30 g	天麻 15 g	蜈蚣 3 g
夏枯草 60 g	石菖蒲 10 g	远志 10 g
焦山楂 30 g	葛根 30 g	炙甘草 3 g

14剂，水煎服，日1剂。并嘱患者清淡饮食，减少熬夜及夜餐，增加运动。

患者复诊时头昏痛明显减轻，觉头目有清爽感，精神好转，睡眠改善。原方加减治疗2个月后，诸症基本消失，患者自行停服降压药，血压可保持在正常范围，后继续服药1个月巩固疗效。

【病案讨论】虽该患者头痛表面上无明显诱因，但患者形体肥胖，平素饮食不节，损伤脾胃，致使脾不升、胃不降，中轴转输不利，聚湿生痰，久郁化热，症、舌、脉综合为痰热蕴结，使脑内经络不通而发为头痛。方选黄连温胆汤。此方出自清代陆廷珍《六因条辨》，由黄连、竹茹、枳实、半夏、陈皮、甘草、生姜、茯苓组成。半夏降逆和胃，燥湿化痰；枳实行气消痰；竹茹清热化痰，止呕除烦；陈皮理气燥湿化痰；茯苓健脾渗湿消痰；黄连清热燥湿，泻火解毒；甘草、生姜益脾和胃，以绝生痰之源。诸药合用，能清热燥湿，化痰和中。

《脾胃论》云："足太阴痰厥头痛，非半夏不能疗。眼黑头旋，风虚内作，非天麻不能除。"故加天麻、夏枯草、葛根、白芍等，以治痰浊上蒙清窍、痰热瘀血互结之证。

（6）气虚头痛

证候特点：头痛而晕，清晨、劳累或劳心稍过易复发、加重，心悸不宁，神疲乏力，舌淡苔薄白，脉细弱。

治法：补中益气。

方药：补中益气汤。

病机分析：气虚头痛是指气虚清阳不升所致头痛。脾胃为后天之本，气血生化之源，饮食劳倦，损伤脾胃，脾胃虚弱，气血生化不足，或久病体虚，致气血亏虚，脑脉失养而致头痛。《素问》云："头痛耳鸣，九窍不利，肠胃之所生也。"气虚头痛表现为清晨头痛，悠悠忽忽，有空洞感，遇劳则头痛更甚，常兼有面色㿠白无神，畏寒，少气懒言，四肢倦怠嗜卧，食少纳呆、便溏，舌淡苔薄白，脉细弱或沉弱无力。气属阳，清晨为阴阳交会之时，气虚阳不足故清晨易作痛。劳则气伤，故劳累易引起发作。余症皆为脾胃气虚之象。其主要病机为中气虚而清阳不升，常因久病或疲劳过度而诱发。如气虚血瘀常见枕部疼痛，经久不愈，反复发作，时轻时重，痛连项背，固着不移。如气虚络痹则见头痛反复发作，日久不愈，时作时止，伴见头目昏沉，精神疲惫。

验案举隅：田某，女，26 岁。2021 年 12 月 10 日就诊。

主诉：头痛 10 余年，加重 3 个月。现病史：患者 10 余年前出现头痛，为后枕部闷痛，常因情绪及劳累后诱发，诊断为偏头痛，头痛发作时自服布洛芬 1 片可缓解，间断服用中药治疗，效果不明显。3 个月前病情无明显诱因加重，每日头枕部持续闷痛，痛苦不堪，布洛芬加至 2 片，效果不显，且餐后出现周身乏力、昏昏欲睡，中午尤甚，中午不睡则头痛加重，时有口干口苦，大小便可。月经正常，量偏少。患者姥姥有头痛病史。舌淡有齿痕，苔白，脉弱。西医诊断：偏头痛。中医诊断：头痛。病机：中气亏虚。方药：补中益气汤加减。

黄芪 30 g	当归 10 g	香附 10 g
升麻 3 g	柴胡 6 g	陈皮 10 g
茯苓 30 g	炒白术 10 g	党参 10 g
川芎 30 g	白芍 60 g	丹参 30 g
黄柏 10 g	蔓荆子 10 g	炙甘草 3 g

7 剂，水煎服，日 1 剂。

复诊时患者头痛明显减轻，口干口苦基本消失，餐后仍感乏力、欲睡，上方黄芪改为 60 g，继续治疗 3 个月后头痛基本消失，无其他明显不适。

【病案讨论】患者田某主要表现为头痛、后枕部持续闷痛，还有一个明显的特点即餐后欲睡。吃完饭想睡觉，西医学认为这是由于刚刚吃过饭，全身血液集中供应消化系统，脑血流量就会减少，从而导致大脑活动兴奋性降低，就想睡觉。清代医学家沈金鳌在《杂病源流犀烛》中云："食方已，即困倦欲卧，脾气弱，不胜食气也，俗名饭醉，宜六君子汤加山楂、神曲、麦芽。"《东医宝鉴·杂病》亦认为"食后昏困，宜用参芪汤、升阳补气汤"。本案之舌脉，与此相符，予补中益气汤加减，在补中气的同时，注重升阳气、泻阴火，加黄柏治疗口干口苦，重用白芍敛肝止痛，川芎行气活血止痛，二药一敛一散，刘教授习惯搭配使用。诸药合用，收效甚捷。

（7）肾虚头痛

证候特点：头痛且空，腰疼酸软，耳鸣少寐，脉沉细无力。

治法：补肾生髓。

方药：大补元煎、引火汤、潜阳丹。

病机分析：由肾阴虚或肾阳虚所致的头痛称为肾虚头痛，又谓之肾厥头痛。《素问》："头痛癫疾，下虚上实，过在足少阴、巨阳，甚则入肾。"《证治准绳·杂病》："下虚者，肾虚也，故肾虚则头痛。"肾为先天之本，主骨生髓，髓上通于脑。常因先天禀赋不足，或房劳过度，或久病迁延，穷必及肾，导致肾虚不能生髓，清窍失养而致头痛。肾阴虚者，症见头脑空痛，头晕耳鸣，腰膝无力，舌红脉细，治宜滋补肾阴，用六味地黄丸、大补元煎加减。肾阳虚者，症见头痛畏寒，四肢不温，面色㿠白，舌淡，脉沉细，治宜温补肾阳，用右归丸、正元丹等加减。然肾虚头痛临床表现极为复杂，肾阳虚头痛，表现为头痛从巅顶连及前额，特别怕冷，见风如直入脑户，得温则痛减，故热天也戴厚帽，四肢不温，乃命门火衰，督脉虚寒，阳明脉亦衰，故巅顶、前额冷痛。还常出现真寒假热、真热假寒的复杂情况，需医生仔细辨别，兹举两例。

验案举隅1：患者唐某，男，52岁。2021年10月31日就诊。主诉：头痛30余年。30年前无明显诱因出现头痛，头痛部位为偏侧，或左或右，为剧烈钻痛，恶心呕吐，持续1~2天，发作频繁。神经系统检查未见异常，诊断为偏头痛。近10年病情加重，每天头痛，为持续性头痛。过去服用的非甾体止痛药现加量至3~4粒仍无效，改为每天服丙戊酸钠1粒、利扎曲普坦2片，疼痛稍减。曾服不少中药，均无效果。患者唯苦头痛，且在密闭空间加重，头部喜凉恶热，冷敷觉舒，头痛时头痛部位可见皮肤隆起成一包块，按之觉舒，痛减则包块消散。身稍畏寒，时有耳鸣，常年口腔溃疡频发，睡眠可，饮食一般，不喜凉物，食凉则上腹有不适感。大便1日3次，略溏，双膝及双下肢温和不觉凉。母亲有头痛病史。舌胖嫩红，苔薄略少，脉细弱。西医诊断：偏头痛。中医诊断：头痛。病机：肾精亏虚，阴不敛阳，虚阳上浮。方药：引火汤加减。

熟地黄 90 g	麦冬 15 g	巴戟天 30 g
川芎 20 g	茯苓 30 g	党参 15 g
淫羊藿 10 g	炒白术 30 g	肉豆蔻 10 g
鹿角胶 10 g	五味子 10 g	蜈蚣 6 g

炙甘草 3 g

14 剂，水煎服，日 1 剂。

复诊时患者觉头痛明显减轻，发作时间明显减少，一天有数小时不疼。上方加减治疗 2 个月后头痛基本控制，逐渐减少西药，服药 4 个月时西药完全停止，头痛未复发。后头痛遇过度劳累或饮酒复发，头痛程度可以忍受，不用再服西药止痛药，予上方间断服用。

验案举隅 2：患者苏某，男，52 岁。2024 年 5 月 12 日初诊。主诉：头部压痛 8 年余，8 年前无明显诱因出现头痛，感头顶有重压，犹如有锅压头顶，持续不缓解，头昏沉不清晰，痛苦异常，四处求医，均诊断为紧张性头痛，中、西药频服，效果不显。头痛在睡眠差时加重，情绪放松时减轻。平素口糜经年不愈，每食油炸食品则诱发。家人无头痛病史。现头顶重压痛，持续不断，使人心烦意乱，夜寐不安，入睡困难，整天精神困倦，周身乏力，饮食一般，大便困难，双下肢怕冷，夏天需穿厚袜。舌淡胖有瘀点，苔白略腻，脉细弱。西医诊断：紧张性头痛。中医诊断：头痛。病机：肾阳亏虚，阴盛格阳，虚阳上浮。方药：潜阳封髓丹加减。

附子 10 g（先煎）	黄柏 10 g	砂仁 10 g（后下）
骨碎补 10 g	龙骨 30 g（先煎）	牡蛎 30 g（先煎）
麸炒白术 30 g	细辛 3 g	醋龟甲 10 g（先煎）
麸炒苍术 10 g	炙甘草 3 g	

7 剂，水煎服，日 1 剂。

7 剂后复诊，头痛已明显减轻，头顶重压感好转，口腔溃疡未发作，下肢怕冷亦有好转。效不更方，按上方随症加减，治疗 2 个月后感头痛、重压感基本消失，头脑较清晰。

【病案讨论】 唐某头剧痛且疼痛部位不固定，时有耳鸣，为有风的表现；头痛喜凉恶热，冷敷觉舒，常年口腔溃疡频发，为有火的表现，头部、口腔表现为风火上扰之象。身稍畏寒，不喜凉物，食凉则上腹有不适感，大便 1 日 3 次，略溏，为中焦脾胃虚寒之象。如此上热下寒之证，似乎是肾阳虚不暖脾土而中现虚寒之象，而舌胖嫩红、苔薄略少、脉细弱，示阴精不足，是肾精亏虚。肾精亏虚，不能藏阳，即《评选静香楼医案》云"真阳以肾为宅，以阴为妃"，肾精亏虚，阴不敛阳，虚阳上浮于头，则头痛喜凉恶热，冷敷觉舒，常年口腔溃疡频发。肾虚不暖脾土，则见中焦虚寒之象。此与阴盛格阳的虚阳上浮不同，治疗当补肾填精，收藏阳气，不使上越，方选引火汤。引火汤出自清代陈士铎《辨证录·咽喉痛门》，"熟地三两，巴戟天一两，茯苓五钱，麦冬一两，北五味二钱"，治疗阴蛾，"咽喉肿痛，日轻夜重，喉间亦长成蛾，宛如阳症，但不甚痛，而咽喉之际，自觉一线干燥之至，饮水咽之少快，至水入腹，而腹又不安，吐涎如水甚多"。肾火位居下焦，上浮呈下真寒、上假热的证候。下寒则腰酸，下肢冷，溺清，便溏；上热则面色娇红如妆，口舌糜烂，单、双喉蛾，鼻衄，目赤。治疗时重用熟地黄、麦冬填补真阴，使火归于水中而不再上行。"方用熟地为君，大补其肾水，麦冬、五味为佐，重滋其肺金，金水相资，子母原有滂沱之乐，水旺足以制火矣；又加入巴戟之温，则水火既济，水趋下而火已有不得不随之势；更增之茯苓之前导，则水火同趋，而共安于肾宫。"

苏某以头痛似有重压感为主，为紧张性头痛。患者心烦意乱，夜寐不安，平素口糜经年不愈，每食油炸食品则诱发，看似一派火热之象，但患者精神困倦，周身乏力，双下肢怕冷，夏天需穿厚袜，舌淡胖，脉细弱，示阳虚。如此上热下寒，细辨病机是真寒假热，阴盛逼阳上越，阳虚不能固守本位，导致虚阳上浮。本质是下焦阴寒偏盛，而引起的上焦种种"火形"，上焦火热其实是假象，常见的还可有咽痛、牙痛、舌疮、眩晕、耳鸣等，但色、饮、便、舌、脉全是阴证。治疗宜选用潜阳封髓丹。潜阳封髓丹是由火神派吴荣祖老师将潜阳丹、封髓丹加骨碎补、细辛、龙骨、牡蛎、紫石英、白术组成。潜阳丹出自清代郑钦安《医理真传》，由西砂仁（一两，姜汁炒）、附子（八钱）、龟板（二钱）、甘草（五钱）组成，主治"头面忽浮肿，色青白，身重欲寐，一闭目，觉身飘扬无依者"，"此少阴之真气发于上也。原由君火之弱，不能镇纳群阴，以致阴气上腾，蔽塞太空而为浮肿，所以面现青黑。阴气太盛逼出元阳，故闭目觉飘扬无依。此际一点真阳为群阴阻塞，不能归根。若欲归根，必须荡尽群阴"。潜阳丹有纳气归肾、扶阳祛阴之功效，主治虚阳浮越于上所致头晕、耳鸣、失眠、喉痹、牙痛、头痛等。封髓丹出于元代《御药院方》，由黄柏、砂仁、炙甘草组成，可"降心火，益肾水"。郑氏认为，黄柏味苦入心，禀天冬寒水之气而入肾，甘草调和上下，又能伏火，使真火伏藏；黄柏之苦和甘草之甘，苦甘能化阴，砂仁之辛合甘草之甘，辛甘能化阳，阴阳化合，交会中宫，则水火既济，心肾相交。刘教授于临床每遇阴盛阳虚、阳气不潜的病证，每喜潜阳封髓丹，附子使用常规剂量，常获良效。

（8）血瘀头痛

证候特点：头痛部位固定不移，或有头部外伤史，舌紫，脉涩。

治法：活血化瘀。

方药：通窍活血汤。

病机分析：瘀血头痛的致病之因常有两个，一个是跌仆闪挫，头部外伤，导致气血涩滞，瘀血阻于脑络，不通则痛；一个是头痛迁延不愈，久病入络。外伤瘀血头痛者其痛常剧，或见头晕，甚至伴有恶心呕吐；久病入络者头痛部位固定，难以缓解。又脑为髓海，为元神之府，瘀血不去，新血难生，髓海失养，神机受损则出现健忘、头晕、失眠多梦、反应迟钝、耳鸣耳聋一系列表现。治疗既要活血通窍除瘀血，还要注意补肾生髓。这一型常见于以头部外伤头痛为代表的继发性头痛及原发性头痛（偏头痛、紧张性头痛、丛集性头痛）久治不愈者。

验案举隅：患者李某，男，56 岁，头痛 30 余年。初诊时主诉 30 余年前因车祸头部受伤，当时有短暂昏迷，在当地医院住院治疗，诊断为脑挫裂伤，感全头闷痛，时有刺痛，头晕，恶心呕吐，出院时仍感头痛头晕。此后头痛不停，一直服用 2~3 种西药止痛药，间断服用中药，但头痛每天持续没有间断，每天上午略轻，午后加重。感冒和受凉则头痛会更剧烈，头转动稍快即头晕，只能小心翼翼，整天头昏昏沉沉，记忆力差，反应迟钝，入睡困难，心烦易怒，时有口苦，食欲不振，大小便正常。舌暗，舌下静脉曲张，苔薄白，脉细涩。西医诊断：继发性头痛。中医诊断：头痛。治法：活血化瘀，补肾益髓。方药：通窍活血汤合杞菊地黄丸加减。

赤芍 30 g	川芎 10 g	桃仁 10 g
红花 10 g	葱白 10 g	白芷 30 g
丹参 30 g	菊花 10 g	枸杞子 30 g
生地黄 30 g	山茱萸 15 g	白芍 30 g
僵蚕 10 g	蜈蚣 3 g	生姜 10 g
大枣 10 g	炙甘草 3 g	

7 剂，水煎服，日 1 剂。

复诊时觉头痛减轻，没出现恶心呕吐，心烦易怒好转，仍入睡困难，记忆力差，头晕，上方加酸枣仁 30 g、珍珠母 30 g，再进 14 剂。如此加减治疗 3 个月，头痛基本消失，仅感冒受凉仍会复发，但头痛程度明显减轻，可以忍受，不用吃西药止痛药，疼痛时间缩短，持续时间半天到一天，记忆力差等诸症大减或消失。

【病案讨论】患者头部外伤，有明显的血瘀症状及舌脉表现，辨为瘀血头痛不难，"脑喜静谧而恶动扰，静谧则清明内持，动扰则掉摇散乱。"患者头晕，整天头昏昏沉沉，《黄帝内经》云"头痛癫疾，下虚上实，过在足少阴、巨阳，甚则入肾。徇蒙招尤，目瞑耳聋，下实上虚，过在足少阳、厥阴，甚则入肝"。头晕责之肝，记忆力差，反应迟钝，入睡困难，心烦易怒，时有口苦，为久病之后，髓海失养，肝肾亏虚的表现，虚实并现。前医或注重活血，或注重补虚，但效果不佳。把补肾益髓与活血通络结合起来，虚实并调，临床效果显著。

第三章　方药应用

一、运用柴胡加龙骨牡蛎汤的临床经验

柴胡加龙骨牡蛎汤出自《伤寒论》第 107 条："伤寒八九日，下之，胸满烦惊、小便不利、谵语、一身尽重、不可转侧者，柴胡加龙骨牡蛎汤主之。"该方原为主治因伤寒太阳表证误下，邪热内陷，三阳经均受邪，形成表里错杂、虚实互见之证，可和解少阳、镇惊安神。刘教授在临床上常运用柴胡加龙骨牡蛎汤化裁，治疗内科的一些疑难杂证，取得了不错的临床疗效。现兹举数例病案治验，将刘教授临床应用柴胡加龙骨牡蛎汤经验进行总结。

（一）典型病例

1. 重症肌无力案

张某，女，64 岁，2017 年 11 月 2 日初诊。左侧眼睑下垂 5 年，复发加重半个月。患者 5 年前无明显原因出现左侧眼睑下垂，呈进行性加重，睁眼困难。于当地人民医院诊断为眼肌型重症肌无力，服用溴吡斯的明及泼尼松片症状减轻，半年后停用泼尼松，继续服用溴吡斯的明。半月前睁眼困难加重，不欲遵医嘱重新加用泼尼松，特来就诊。刻下症：左侧眼睑低

垂，上抬无力，劳累后加重，无复视，无恶心呕吐，夜寐不安，入睡困难，烦躁易怒，时有情绪低落，甚至悲伤欲哭，口苦晨起明显，口干夜间为甚，饮食一般，大便正常。1978 年患甲状腺功能亢进症，经治痊愈。6 年前患抑郁症，服药 1 年症状缓解并停药。有腔隙性脑梗死病史。现查血常规、生化指标、甲状腺功能正常。颅脑 MRI 示额顶顶叶脑白质脱髓鞘，空泡蝶鞍；胸部 CT 未发现异常。查体：BP 120/75 mmHg，形体偏瘦，双肺呼吸音清晰，未闻及干湿啰音，HR 78 次/分，律齐，腹软，无压痛，肠鸣音正常。舌质淡红，苔薄黄，脉弦。西医诊断：重症肌无力。中医诊断：睑废。证型：肝胆郁火，上扰心神。方药：柴胡加龙骨牡蛎汤化裁。

柴胡 15 g	黄芩 10 g	桂枝 6 g
茯苓 30 g	法半夏 10 g	党参 10 g
甘草 10 g	生姜 10 g	生龙骨 30 g
生牡蛎 30 g	酒大黄 6 g	煅磁石 30 g
浮小麦 30 g	郁金 10 g	酸枣仁 30 g
炒栀子 10 g	淡豆豉 10 g	大枣 15 g

7 剂，水煎服，每日 1 剂，早、晚各服 1 次。

服完药来复诊时诉，睡眠明显改善，情绪较前稳定，心烦、悲伤欲哭好转，仍睁眼困难。治疗守前方去炒栀子、淡豆豉，加黄芪 30 g、当归 10 g、山药 30 g，再服 7 剂。复诊时自述左眼睁开已不如从前费力，余症均有不同程度好转。继续守前方加减治疗，1 个月后睁眼困难基本消失，睡眠、情绪较好，开始减少溴吡斯的明用量，治疗 3 个月后，溴吡斯的明完全停用。

2. 肠易激综合征案

患者张某，男，74 岁，2017 年 7 月 11 日初诊。腹部胀满 20 余年，加重 1 月余。患者 20 年前守候在重病父亲身边，感觉父亲临终前最后一口气冲入自己口鼻，当即感到不适，出现打嗝、腹部胀满，小腹尤甚。此后常于夜间 11 点出现腹部胀满，胀满逐渐加重，至难以忍受，挨到凌晨 5 点，胀满自行缓解，一如常人。每晚发作时间非常规律，腹胀站立行走可减轻，得呃则舒，欲矢气而不得，按摩腹部可减轻。由于腹胀难忍，烦躁异常，常一边行走一边自行按摩腹部至凌晨 5 点，才可安然入睡。由于该病严重影响睡眠及工作，曾住院治疗，诊断为肠易激综合征，但中、西医治疗一直无效。近 1 个月无明显原因腹胀加重，行走按摩腹胀不觉减轻。刻下症：每晚 11 点至凌晨 5 点腹胀难忍，休作有时，心烦易怒，口淡乏味，晨起口黏，时胸闷善太息，周身乏力，不欲睁眼，易汗出，阴囊潮湿，大小便正常。既往患高血压、高脂血症及冠心病 5 年。查体：BP 120/75 mmHg，形体适中，双肺呼吸音清晰，未闻及干湿啰音，HR 78 次/分，律齐，腹软，无压痛、反跳痛，肠鸣音正常。舌质淡红，苔略腻，脉沉弦。西医诊断：肠易激综合征。中医诊断：腹胀。证型：肝胆郁热，枢机不利。方药：柴胡加龙骨牡蛎汤化裁。

柴胡 15 g	黄芩 10 g	法半夏 10 g
茯苓 30 g	生龙骨 30 g	生牡蛎 30 g
磁石 30 g	党参 10 g	桂枝 6 g
炒栀子 10 g	淡豆豉 10 g	厚朴 10 g
酒大黄 3 g	旋覆花 20 g	枳实 30 g
生姜 10 g	砂仁 10 g	大枣 10 g

7 剂，水煎服，每日 1 剂，早、晚各服 1 次。

服完 7 剂后复诊，患者很是欣喜，诉腹胀持续时间明显减少，只持续约 2 小时，腹胀程度减轻，按摩腹部后能连续打嗝，舒畅许多，仍有阴囊潮湿，心烦易怒。守原方继续加减治疗 1 个月，诸症基本消失。

3. 原发性低血压案

徐某，男，80 岁，2018 年 3 月 13 日初诊。眩晕反复发作 20 余年，加重半个月。患者 20 余年前无明显诱因出现眩晕，视物旋转，无恶心呕吐，如饮酒微醺状态，足底发飘，持续 3～4 分钟自行缓解。此后，反复发作，常于卧起或站立行走时发生，卧床或坐位则不发生。下午多发，每年立秋后双手冰凉，双足不凉。极容易紧张，下楼梯或家人生气时尤甚，紧张得手心出汗、心慌胸闷，难以自控。曾住院治疗，诊断为原发性低血压。血压长期在 85/50 mmHg 左右，中、西医治疗效果不显。近半月发作加重，一日数发，夜寐不安，梦多易醒，口苦，口干不欲饮，易惊心慌胸闷，大便困难。有高脂血症、脑梗死病史 5 年，长期便秘。查体：BP 85/55 mmHg，形体偏瘦，双肺呼吸音清晰，未闻及干湿啰音，HR 78 次/分，律齐。舌质淡红，苔薄黄，脉沉弦。西医诊断：原发性低血压。中医诊断：眩晕。证型：肝胆郁热，上扰心神。方药：柴胡加龙骨牡蛎汤化裁。

柴胡 15 g	黄芩 10 g	桂枝 6 g
茯苓 30 g	法半夏 10 g	党参 10 g
甘草 20 g	生姜 10 g	大枣 15 g
生龙骨 30 g	生牡蛎 30 g	大黄 6 g
磁石 30 g	丹参 30 g	川芎 10 g
远志 10 g	石菖蒲 10 g	酸枣仁 30 g

水煎服，每日 1 剂，早、晚各服 1 次。

患者服 7 剂后感眩晕发作减少，紧张大为缓解，外出散步时心情舒畅、放松，睡眠好转，梦减少，但大便仍不畅，予原方加黄芪 30 g、火麻仁 30 g 治疗。再次来诊时诉诸症进一步减轻，自测血压为 95/65 mmHg。

4. 帕金森病案

白某，82 岁，2018 年 5 月 8 日初诊。双手震颤、行动困难近 3 年，加重月余。患者 3 年前无明显诱因出现双手震颤，行动困难，伴反应迟钝，睡眠差，无意识障碍。在外院诊断为帕金森病，经服用多巴丝肼片等药物，症状明显改善，双手震颤减轻，可缓慢自行行走。但近 1 个月因情绪激动后病情加重，反应迟钝，不能自行走路。刻下症：双手震颤，情绪低落，夜寐不安，入睡困难，烦躁易怒，口干口苦，大便困难，尿频色黄。有高血压病史 10 余年，有高脂血症、冠心病、脑梗死病史，一直服用降压药、扩血管药等药物。查体：BP 125/85 mmHg，双上肢不自主震颤，面部表情僵硬，反应迟钝，肢体动作迟缓、僵硬，难以行走，双肺呼吸音清晰，未闻及干湿啰音，HR 78 次/分，律齐，四肢肌力 4 级，肌张力呈"铅管样"增高，病理征未引出。舌质淡红，苔略黄，脉弦。西医诊断：帕金森病。中医诊断：颤证。证型：肝胆郁热，枢机不利。方药：柴胡加龙骨牡蛎汤化裁。

柴胡 15 g	黄芩 10 g	桂枝 6 g
茯苓 30 g	法半夏 10 g	党参 10 g
炒栀子 10 g	大黄 6 g	大枣 15 g
生龙骨 30 g	生牡蛎 30 g	白芍 30 g
地龙 30 g	天麻 30 g	钩藤 30 g
生姜 10 g		

7 剂，水煎服，每日 1 剂，早、晚各服 1 次。

患者服完 7 剂后来诊，家属诉其精神明显好转，睡眠改善，愿意与人进行语言交流，肢体僵硬有所减轻，大便通畅，继续守原方加减，半月后肢体僵硬进一步减轻，可缓慢行走，肢体活动基本恢复到患者病情加重前的状态。

（二）讨论

1. 对柴胡加龙骨牡蛎汤的认识

柴胡加龙骨牡蛎汤首见于《伤寒论》，该方主治因伤寒太阳表证误下，邪热内陷，三阳经均受邪，形成表里错杂、虚实互见之证。临床表现常以少阳证兼烦惊等神志症状为主，其中突出表现为惊恐不安，这是少阳被郁，胆火上炎，心神被扰所致。治疗宜和解少阳，清肝胆郁热，安镇烦惊。柴胡加龙骨牡蛎汤是小柴胡汤去甘草，加桂枝、茯苓、龙骨、牡蛎、铅丹、大黄而成。以小柴胡汤和解少阳，疏利气机，清肝胆郁热，加桂枝、大黄、茯苓去邪清热，利小便，使少阳气和，三焦通利；加龙骨、牡蛎取其重镇作用，龙骨偏于重镇安神，敛浮阳而止汗，牡蛎偏于益阴潜阳、软坚散结，二者相须为用，有益阴敛阳、镇静安神之功。方中桂枝合龙骨、牡蛎、铅丹，能通心阳，重镇制惊；柴胡配龙骨、牡蛎，和解表里，镇摄安神。去甘草之甘缓，以防留邪。该方具有和解枢机、镇惊安神之功，适用于少阳兼烦惊证。因少阳枢机不利，肝胆气滞，久郁化热，上扰心神而致。症见胸胁苦满，烦惊易怒，心神不安，时时喜呕，默默不食，脉弦细数。

2. 柴胡加龙骨牡蛎汤的运用经验

柴胡加龙骨牡蛎汤擅长清肝胆郁热，安镇烦惊，适用于少阳兼烦惊证，临床表现常以少阳证兼烦惊等神志症状为主，其中突出表现为烦躁、惊恐不安，这是少阳被郁，胆火上炎，心神被扰所致。临床上有是症，用是方。

重症肌无力，属中医学"痿证"范畴，系上胞下垂较为严重的病证。"此症……只上下左右两睑日夜长闭而不能开，攀开而不能眨……以手拈起眼皮，方能视"。西医学称之为"眼肌型重症肌无力"，认为其是一种自身免疫性疾病，为神经内科难治病之一。一般认为睑废与五脏均有关联，但主要责之于脾、肾，尤其是脾，眼睑属脾，正如《秘传眼科龙木论·五轮歌》所述："总管肉轮脾脏应，两睑脾应病亦侵。"此患者有夜寐不安、烦躁易怒、口干口苦、脉弦等少阳枢机不利的表现，故方选柴胡加龙骨牡蛎汤。患者时有情绪低落，甚至悲伤欲哭，加甘麦大枣汤。服药后患者不仅胆清神宁，而且眼睑下垂也随之改善，表明柴胡加龙骨牡蛎汤不仅是安神的名方，也可治疗西医器质性疾病。

肠易激综合征案，患者主要表现为腹胀，临床上胀病难治，病因繁多，虚实难分。此患者发病有明确的病因；出现胀满有固定的时间，且休作有时；每发病始于晚上 11 点，此属传统计时的子时，与胆相配；患者烦躁明显。综上，患者为少阳郁火，木乘脾土，枢机不利。患者有口淡乏味、苔腻等脾虚有湿的症状，故在柴胡加龙骨牡蛎汤基础上加行气燥湿的砂仁、厚朴、枳实等药，契合病机，效果显著。

原发性低血压案，患者主要表现为眩晕，一般认为眩晕病位在头窍，病变脏腑以肝为主，涉及脾、肾。病理因素以风、火、痰、瘀为主，病理性质有虚、实两端，故有"诸风掉眩，皆属于肝"之说。此患者眩晕，如饮酒微醺状态，足底发飘，颇似肝阳上亢，肝风内动之象，但患者容易紧张，下楼梯时或与家人争吵时尤甚，"胆病者，善太息，口苦，呕宿汁，心下澹澹，恐人将捕之"，故辨为少阳枢机不利。年老久病，有脑梗死病史，故在柴胡加龙骨牡蛎汤基础上加丹参、川芎等。

帕金森病案，一般认为此病病位在筋脉，与肝、脾、肾关系密切，基本病机为肝风内动，筋脉失养，病理性质总属本虚标实。此患者病情加重有明显情志因素，主要表现为夜寐不安，入睡困难，烦躁易怒，口干口苦，仍为少阳郁热，枢机不利，上扰心神，导致原发病颤证加重，故在柴胡加龙骨牡蛎汤基础上加平肝息风之品，如地龙、天麻、钩藤等。胆主决断，"凡十一脏取决于胆也"。胆气升发，则十一脏皆能功能调和，气血畅通，且"足少阳之正……上贯心"，胆气通过经别通于心，心、胆两脏在生理功能（包括主神志）方面往往相互为用。少阳主枢，枢机不利，则必定影响心主神明功能。善清肝胆郁热、安镇烦惊的柴胡加龙骨牡蛎汤不仅可用于神经衰弱、更年期自主神经功能紊乱、抑郁症、失眠等神志疾病，也可广泛用于内科其他疾病。

二、运用升降散的临床经验

升降散是与达原饮、清瘟败毒饮齐名的三大治疗瘟疫方剂之一，该方源于明代龚廷贤《万病回春》一书，后经清代陈良佐更名为赔赈散，再经清代医家杨栗山二次改名为升降散。杨栗山于《伤寒瘟疫条辨》中谓"予更其名曰升降散。盖取僵蚕、蝉蜕，升阳中之清阳；姜黄、大黄，降阴中之浊阴；一升一降，内外通和，而杂气之流毒顿消矣……可与河间双解散并驾齐驱耳，名曰升降，亦双解之别名也"，称该方为治温病之总方，"轻重皆可酌用"。近代著名医家蒲辅周、赵绍琴两位先贤对之推崇备至。蒲老认为升降散是治疗传染病的基础方剂。现在医家用升降散治疗内、外、妇、儿、五官、皮肤等各科多种疾病，每获良效。刘教授临床善用此方治疗疑难杂症，现将其临床应用经验总结如下。

（一）典型病例

1. 心脏神经症案

患者刘某，女，72岁，惊悸反复发作20余年，加重2年余。20年前突受惊吓，当即心慌胸闷，气喘急促，全身软瘫不能动，经人按压手心劳宫穴位缓解，此后疾病反复发作，每发则心慌胸闷，全身不能动弹，难以言语，需人按压劳宫穴位后才能言语活动。同时口干极甚，需饮水2~3大杯方减轻。最后呃逆不断、矢气连连方缓解。常因情绪紧张、稍受惊吓、触冒凉气诱发。或数日一发，或一日数次。2年前无明显诱因发作次数增加，发作频繁，每日均有，全身畏寒，背部尤甚，夏天需穿夹衣，不能吹空调。易汗出，头枕部、小腿出汗尤多，常觉背部潮湿，见风难受。情志抑郁，时悲伤欲哭，夜寐不安，入睡困难，早醒、噩梦，饮食可，晨起口苦，大小便正常。2003 年发现患糖尿病，现规律服用阿卡波糖。2007 年发现患甲状腺功能亢进症，因 2 次停药均复发，现每天服用丙硫氧嘧啶 25 mg。2012 年被诊断为冠心病，多次行冠状动脉造影，3 个月前检查示冠状动脉轻度狭窄。有腰椎病 20 余年。查体：BP 120/75 mmHg，形体偏瘦，双肺呼吸音清晰，未闻及干湿啰音，HR 78 次/分，律齐。舌淡红有裂纹，苔薄白干，脉沉微。西医诊断：心脏神经症，冠心病。中医诊断：惊悸，胸痹。证型：火热内郁，阳郁不达。方药：升降散合甘麦大枣汤化裁。

僵蚕 10 g	蝉蜕 6 g	姜黄 10 g
生大黄 6 g	炒栀子 10 g	淡豆豉 10 g
连翘 30 g	薄荷 6 g	浮小麦 30 g
大枣 20 g	炙甘草 10 g	酸枣仁 30 g
珍珠母 30 g	香附 10 g	旋覆花 30 g

7 剂，水煎服，日 1 剂，早、晚分服。

7 剂后诸症明显减轻，原方加减治疗，病情进一步改善，继续治疗至一个半月后，心慌基本未发，恶寒消失，睡眠基本正常。

2. 肠易激综合征案

杨某，女，33 岁。因腹泻、腹痛反复发作 5 年，加重 3

个月就诊。患者 5 年前因进食冰激凌出现腹痛、腹泻，为稀水样便，服用小檗碱后缓解。此后反复发作，常因进食生冷、情志失宜、失眠诱发，腹泻以清晨发作为多，常因腹痛而醒，急切如厕，为稀溏便，腹痛于排便后减轻，便意不尽，每日 3~6 次。曾做纤维结肠镜检查 3 次，未发现器质性病变。长期间断服中、西药治疗，疗效甚微。近 3 年来对饮食特别注意，不敢进食生冷，虽欲饮冷但都是喝温开水，故主要因情志和失眠引发，近 3 个月发作频繁，或 3 天或 5 天必发一次，晨泄时间均为 3~7 点，先痛后泻，肠鸣辘辘，稀溏便，滞而不爽，便意不尽，日 5~6 行。细思近来除工作繁忙之外，并无情志失和。现夜寐不安，时有入睡困难，口干欲饮冷但不敢，无发热，无呕吐。查体：BP 120/75 mmHg，形体偏胖，双肺呼吸音清晰，未闻及干湿啰音，HR 78 次/分，律齐，腹软，脐周轻压痛，肠鸣音正常。舌质淡红，苔薄黄，脉弦。西医诊断：肠易激综合征。中医诊断：腹泻。证型：火热内郁，肝乘脾土。方药：升降散合痛泻要方。

僵蚕 10 g	蝉蜕 6 g	姜黄 10 g
酒炒大黄 6 g	炒白术 15 g	炒白芍 30 g
防风 10 g	陈皮 10 g	合欢皮 30 g
薏苡仁 30 g	郁金 15 g	黄连 10 g
甘草 5 g		

7 剂，水煎服，日 1 剂，早、晚分服。

服 7 剂后诸症明显减轻，上方加减治疗至 1 个月，腹痛腹泻症状基本消失，可以进食稍凉的食物，睡眠明显改善，精神较好。

3. 支气管哮喘案

患者李某，30 岁，2017 年 4 月 24 日初诊。呼吸困难反复发作近 5 年。患者 10 余年前无明显诱因的情况下出现夜间胸闷憋气，呼吸困难，甚至不能平卧，无咳嗽咳痰，白天闻及冷空气及刺激性气味后会出现短暂咳嗽、鼻塞、流清涕，诊断为支气管哮喘，予沙美特罗替卡松气雾剂、孟鲁司特钠片等，症状稍减轻。一直寻求中医治疗，服过小青龙汤、大柴胡汤、过敏煎等，效果不显。现每天按时用沙美特罗替卡松气雾剂、孟鲁司特钠片，每晚均有胸闷气喘，加用沙丁胺醇喷剂，方可入睡。1 年前口唇大片肿胀，色红，有麻木胀感，或上唇，或下唇，或左或右，此起彼伏，甚是不适。曾到外院诊治，诊为唇周血管性水肿，予抗过敏治疗，效果不显。现饮食正常，无恶寒发热，口干口渴不甚，二便可。既往体健，否认家族成员有哮喘病史。查体：形体适中，双肺呼吸音清晰，未闻及干湿啰音，HR 78 次/分，律齐。舌质红，苔薄白，脉沉弦。

西医诊断：支气管哮喘，唇周血管性水肿。中医诊断：哮病。证型：火热内郁，肺失宣降。方药：升降散合葛根芩连汤。

僵蚕 10 g   蝉蜕 6 g   姜黄 10 g

生大黄 6 g	炒栀子 10 g	淡豆豉 10 g
连翘 30 g	薄荷 6 g	葛根 30 g
黄芩 10 g	黄连 10 g	甘草 10 g
桑白皮 30 g	杏仁 10 g	

7 剂，水煎服，日 1 剂，早、晚分服。

患者服 7 剂后诸症减轻，唇周肿胀明显减轻，已无麻木胀感。气喘较前明显好转，无明显口干口渴，大便仍不畅，原方加减治疗半月后唇周肿胀消失，夜间基本不喘。

（二）讨论

1. 对升降散的认识

升降散主治"表里三焦大热，其证治不可名状"的温病，所谓"三焦大热"，上焦症见头面猝肿、咽喉肿痛、痰涎壅盛，中焦症见上吐下泻、呕如血汁、丹毒发斑、雷鸣腹痛，下焦症见舌卷囊缩、腰痛如折、大便火泻、小便淋涩。总的证候，则可见憎寒壮热、头痛、骨节酸痛的卫表证及口渴饮水无度、口气如火、烦躁不宁的里热证。针对表里热邪炽盛证候，杨氏创制的升降散并没有立足于清热泻火、凉血解毒来治疗，而仅用蝉蜕、僵蚕、姜黄、大黄四味药物，这四味药物组合在一起，用现在的功效学概念去分析则很难理解。而这正是杨氏对瘟疫治疗的特点及贡献，如他所说："杂气由口鼻入三焦，怫郁内炽，温病之所由来也。"

以气为本的唯物观是中医学的核心理念，整个自然界就像一个气包裹着形的有机统一体。人体处于自然界当中，故《素问·宝命全形论》曰"人以天地之气生，四时之法成……天地合气，命之曰人"。人体是由气所构成的，人体为一个气化的有机统一体。气机的运行失常就会导致疾病的发生。外邪的进入，常常首先导致人体气的运行失常。瘟疫之邪，之所以为病最烈，易夺人命，是因为它能极快导致人体气机逆乱，升降失常，所谓"升降息则气立孤危"。此与现代医学不谋而合，急危重症患者急性死亡是由于患者脏器功能急性衰竭，而不是由于患者器官重度损伤。中医学对于急症干霍乱的急救方法是通过烧盐探吐法恢复中焦升降功能，这充分说明了气机升降出入运动在人体生理病理活动中的重要作用。正如前文提到，"僵蚕、蝉蜕，升阳中之清阳；姜黄、大黄，降阴中之浊阴；一升一降，内外通和，而杂气之流毒顿消矣"。由此看出，升降散旨在调节人体气机的升与降，恢复气机升降功能。故《伤寒瘟疫条辨》称该方为"温病郁热内伏"之总方，可治"表里三焦大热"之证。

2. 升降散的运用经验

升降散治疗的外感是火郁三焦瘟疫，治疗内科疾病也应该是火郁三焦的疾病，病机总属三焦火郁，气机失畅。临床表现应有火、郁的特征，不仅具有阳、热、实性质，还有内郁的特点。无论是饮食劳倦，还是情志内伤，终归郁久化热、热极为火，致火热内郁，这才是升降散临床运用的指征。火热郁闭，此时如一味清热，苦寒迭进，反致火邪冰伏。升降散本火郁发之原则，"一升一降，内外通和，而杂气之流毒顿消矣"，起到了不泻火而火自消的作用。内科疾病临床病机属火的不少，《黄帝内经》病机十九条中有九条就是论述火、热的。但临床上常因火热内郁表现出外呈一派寒象，容易误诊为寒证或寒热错杂证。

心脏神经症案患者突出症状为全身畏寒，背部尤甚，夏天穿夹衣，脉沉微，表现为一派寒象。同时有口干极甚，需饮水2~3大杯方减轻，晨起口苦，舌淡红有裂纹，苔薄白干，隐现内有火热的热象。微脉正如《伤寒瘟疫条辨》所言与伤寒不同，"热郁少阴，则脉沉伏欲绝，非阴脉也，阳邪闭脉也"。刘教授认为患者为火热内郁，有脏躁症状，故予升降散合甘麦大枣汤。

肠易激综合征案患者主要表现为腹痛腹泻，属中医学"泄泻"范畴，痛责之肝，泻责之脾，肝脾失调，治疗此证古有名方痛泻要方。但患者进食生冷即发作或加重，似乎脾胃虚寒，又口干欲饮冷，苔薄黄，脉弦，现内热之象，故患者为火热内郁，予升降散合痛泻要方。

支气管哮喘案患者既有夜间胸闷憋气，闻及冷空气出现咳嗽、鼻塞、流清涕的寒象，又有口唇肿胀色红，舌红的热象。病为火热内郁，火邪迫肺，致肺气上逆而夜喘，唇周属手足阳明经，与肺相表里，故以升降散除郁热，合葛根芩连汤清泻里热。

3 例患者均为真热假寒之证，故均用升降散升清降浊，疏散郁热。

三、运用龙胆泻肝汤的临床经验

龙胆泻肝汤出自清代汪昂《医方集解》。该方为治肝胆实火上炎或肝经湿热下注的常用方，夫肝为风木之脏，内寄胆府相火，相火寄于肝胆，其性易动，动则猖狂莫制，肝胆实火上炎或肝经湿热下注所致病证，临床表现尤其激烈。刘教授在临床上常运用龙胆泻肝汤化裁，治疗内科的一些疑难病证，取得了不错的临床疗效。

（一）典型病例

1. 抑郁症案

患者杨某，女，72 岁，2018 年 6 月 11 日初诊。失眠、眩晕 5 年余，加重 3 个月。患者于 5 年前无明显诱因出现头昏，头重如裹，无视物旋转，夜寐不安，情绪抑郁，时心慌胸闷，经中、西医治疗，效果不显。2 年前诊断为抑郁症，服氢溴酸西酞普兰片、劳拉西泮，病情较为稳定。半年前老伴去世，情绪低落，尚未在意。3 个月前感头昏加重，整天昏昏沉沉，易惊善恐，恶闻人声，特别是电话铃声一响，全身战栗，心慌不已，久久难平。不愿与任何人交往，情绪抑郁，只要有人提及老伴则眼泪不停。整天胸部憋闷异常，极易生气，烦躁易怒，耳鸣失眠，入睡困难，甚至彻夜难眠，到原就诊医院数次调整药物，未见好转，前来就治。刻下症：头昏耳鸣，夜寐不安，入睡困难，易惊善恐，胸闷善太息，时悲伤欲哭，烦躁易怒，口干口苦，大便正常，小便频常有灼热感。既往有糖尿病、高血压病史10余年，规律服用降糖、降血压药物。查体：BP 120/75 mmHg，形体偏瘦，双肺呼吸音清晰，未闻及干湿啰音，HR 78次/分，律齐，腹软，无压痛，肠鸣音正常。舌质淡红，苔薄黄，脉弦。西医诊断：抑郁症，糖尿病，高血压。中医诊断：郁证。证型：肝火炽盛，上扰心神。方药：龙胆泻肝汤合甘麦大枣汤化裁。

龙胆草 10 g	黄芩 10 g	栀子 10 g
泽泻 10 g	生地黄 20 g	当归 10 g
柴胡 10 g	川木通 10 g	车前子 10 g
旋覆花 20 g	合欢皮 30 g	珍珠母 30 g
浮小麦 30 g	大枣 10 g	甘草 10 g

7剂，水煎服，每日1剂，早、晚各服1次。

服完药复诊诉头昏明显减轻，耳鸣好转，情绪较前稳定。守上方化裁，半月后睡眠明显改善，情绪进一步好转，心烦、悲伤欲哭减轻，胸闷善太息基本消失。1个月后情绪基本稳定，愿意与人交往，可以进超市，听到电话铃声不紧张，别人提及老伴也可不回避。口干口苦消失，夜尿减少。停劳拉西泮后一直睡眠可。

2. 糖尿病周围神经病变案

患者皮某，女，70 岁，2018 年 9 月 4 日初诊。双下肢麻木、畏寒 5 年，加重 6 个月余。患者 5 年前无明显诱因感双下肢发凉并有麻木感，医生诊断为糖尿病周围神经病变，予甲钴胺等治疗，效果不显。症状逐渐加重，双下肢畏寒尤甚，夏天需穿棉裤、布鞋，冬季更重。半年前更感双足底冒凉气，难受异常，遇生气等情绪变化，则症状加重。稍进油腻辛辣，则易咽痛、齿痛、口腔溃疡，烦躁易怒，时头大汗，服用中药数月，未见好转。刻下症：双下肢麻木、畏寒，烦躁易怒，时头大汗，上身怕热，口干，眼干发黏，时有视物模糊，夜寐不安，易醒多梦，腹胀，食欲不振，大小便正常。既往有 2 型糖尿病病史 20 余年，高血压病史 16 年，冠心病病史 7 年。查体：BP 120/75 mmHg，形体适中，双肺呼吸音清晰，未闻及干湿啰音，HR 78 次/分，律齐，腹软，无压痛、反跳痛，肠鸣音正常。舌质淡红，苔略黄腻，脉沉弦。西医诊断：糖尿病周围神经病变，2 型糖尿病，高血压。中医诊断：痹证。证型：肝经湿热下注。方药：龙胆泻肝汤合升降散化裁。

龙胆草 10 g	柴胡 15 g	黄芩 10 g
泽泻 10 g	车前子 10 g	炒栀子 10 g
生地黄 30 g	当归 10 g	川木通 10 g
姜黄 10 g	僵蚕 10 g	蝉蜕 5 g
厚朴 10 g	大黄 6 g	甘草 3 g

7剂，水煎服，每日1剂，早、晚各服1次。

服完7剂后复诊，患者很是欣喜，诉双下肢寒冷减轻，冒凉气减轻，口干减轻，双眼发黏减轻。守原方加减继续治疗1个月，腹胀消失，睡眠好转，情绪稳定，下肢畏寒已不明显，麻木感减轻。

3. 冠心病案

患者付某，男，68岁，2017年4月9日初诊。左侧胸部胀痛反复发作近6年，加重3个月。患者6年前因情绪激动出现左侧胸部胀痛，经休息缓解。此后多次因情绪、劳累出现类似症状，到医院住院治疗，诊断为冠心病、心绞痛，出院后常规服用阿司匹林、酒石酸美托洛尔、单硝酸异山梨酯等药物，发作次数减少，症状减轻。3年前因情绪激动胸痛持续不缓解，诊断为急性冠脉综合征，植入2个支架后病情一直较为稳定，偶有胸痛发作。3个月前胸痛发作频繁，胸痛与情绪密切相关，得温则舒，发作频繁，或两三日一发，或三五日一发，甚至有一日发作两次，因不愿再植入支架，寻求中医治疗。刻下症：左胸胀痛频发，持续1~2分钟后缓解，常因生气诱发，夜寐不安，入睡困难，甚至彻夜难眠，心烦易怒，极易激动，时悲伤欲哭，口干口苦，口舌生疮，饮食一般，大便正常。既往有高血压病史10余年。查体：BP 125/85 mmHg，面色红，双肺呼吸音清晰，未闻及干湿啰音，HR 78次/分，律齐，腹软，无压痛、反跳痛，肠鸣音正常。舌质红，苔略黄，脉沉弦。西医诊断：冠心病，支架植入术后，心绞痛。中医诊断：胸痹。证型：肝胆郁热，气滞血瘀。方药：龙胆泻肝汤合活络效灵丹化裁。

龙胆草 10 g	炒栀子 10 g	柴胡 10 g
黄芩 10 g	生地黄 15 g	川木通 10 g
当归 10 g	车前子 10 g	泽泻 10 g
炒酸枣仁 30 g	珍珠母 30 g	丹参 30 g
乳香 10 g	没药 10 g	甘草 6 g

7 剂，水煎服，每日 1 剂，早、晚各服 1 次。西药降血压、扩血管等药物继续服用。

患者 7 天后来诊，诉心烦易怒明显减轻，睡眠好转，胸痛发作次数减少，精神明显好转。原方加减继续服 7 剂，情绪基本稳定，已不易激动，睡眠基本正常，胸痛发作基本消失。

（二）讨论

1. 对龙胆泻肝汤的认识

龙胆泻肝汤是临床常用的清泻肝胆实火及清利肝经湿热的名方，本方使用得当，常能收桴鼓之效。肝为将军之官，体阴而用阳，肝经绕阴器，布胁肋，连目系，入巅顶。肝为风木之脏，内寄胆府相火，夫相火寄于肝胆，其性易动，动则猖狂莫制，上冲头顶，外彻躯干，脏腑表里，身中内外，变幻莫测，病害最多。肝胆实火上炎，上扰头面，故见头痛目赤；胆经布耳前，出耳中，故见耳聋、耳肿；肝经湿热下注，故见阴肿，阴痒，阴汗，妇女带下黄臭。方中龙胆草大苦大寒，既能清利肝胆实火，又能清利肝经湿热，故为君药。黄芩、栀子苦寒泻火，燥湿清热，共为臣药。泽泻、川木通、车前子渗湿泻热，导热下行，又实火所伤，损伤阴血，当归、生地黄养血滋阴，邪去而不伤阴血，诸药共为佐药。柴胡疏肝经之气，引诸药归肝经，甘草调和诸药，二药共为佐使药。此为凉肝泻火、导赤救阴之良方。然唯肝胆实火炽盛，阴液未涸，始为恰合。以头痛目赤，胁痛口苦，或阴肿阴痒，或小便淋浊，或妇女带下黄臭，舌红苔黄或黄腻，脉弦数有力为辨证要点。

2. 龙胆泻肝汤的运用经验

抑郁症属中医学"郁证""不寐"的范畴。此患者既有因肝火上炎所致头昏耳鸣、烦躁易怒、口干口苦、夜寐不安、入睡困难诸症，又有因心阴受损，肝气失和所致的胸闷善太息、时有悲伤欲哭，还有因湿热下注所致的小便频数并伴有灼热感。究其病因，为情志抑郁，郁而化火，肝火上炎，故用以龙胆泻肝汤合甘麦大枣汤。甘麦大枣汤出自《金匮要略》，"经言心病宜食麦者，以苦补之也。心系急则悲，甘草、大枣甘以缓其急也，缓急则云泻心。然立方之义，苦生甘是生法，而非制法，故仍属补心"。

糖尿病周围神经病变案患者主要表现为双下肢麻木、畏寒。糖尿病周围神经病变属中医学"痹证"范畴，虽下肢畏寒类似寒厥表现，但患者伴有烦躁易怒，时头大汗，上身怕热，口干，夜寐不安，易醒多梦，舌质淡红，苔略黄腻，脉沉弦，显属热证。患者双下肢畏寒，时头大汗，上身怕热，为上热下寒表现，上热是肝火上炎所致，下寒是肝胆湿热下注，阳郁不能外达所致。合升降散加强宣通，"僵蚕、蝉蜕，升阳中之清阳；姜黄、大黄，降阴中之浊阴；一升一降，内外通和，而杂气之流毒顿消矣"。

冠心病案，患者之病属中医学"胸痹"范畴，主要表现为胸痛频发，常因生气诱发，夜寐不安，入睡困难，甚至彻夜难眠，心烦易怒，极易激动，时悲伤欲哭，口干口苦，口舌生疮。辨证为肝胆郁热，气滞血瘀，故予龙胆泻肝汤合活络效灵丹。活络效灵丹中仅有当归、丹参、乳香、没药 4 味药，"治气血凝滞，疯癖癥瘕，心腹疼痛，腿疼臂疼，内外疮疡，一切脏腑积聚，结络湮瘀"。本方祛瘀止痛之力颇强，为治疗血瘀所致心腹诸痛、癥瘕积聚，以及跌打损伤、瘀血肿痛之有效方剂。

四、运用乌梅丸的临床经验

乌梅丸出自张仲景的《伤寒论》，为治厥阴病之主方，以"厥阴之为病，消渴，气上撞心，心中疼热，饥而不欲食，食则吐蛔，下之利不止"为主症，全方寒热并用，攻补兼施，现代常被用来治疗寒热错杂、虚实互见的疑难病证。现兹举数例病案治验，将刘教授临床应用乌梅丸经验进行总结。

（一）典型病例

1. 头痛案

田某，女，59 岁，2018 年 11 月 15 日初诊。头痛反复发作 20 余年，伴眩晕 10 年，加重 1 个月。患者 20 余年前无明显诱因出现头痛，右侧涨痛，疼痛剧烈时整个右侧头部麻木，休息后可缓解。此后反复发作，常因精神紧张或感冒、遇大风等头痛复发或加重，常自服止痛片类药物。伴有畏风、耳鸣，故时常戴着帽子。10 年前坐火车上卧铺时突感眩晕，视物旋转，头痛，10 余天方缓解，此后头痛剧烈时均伴眩晕，反复发作，极为痛苦，到处寻求中、西医治疗，但效果不显。近 1 个月头痛发作频繁，病情加剧，甚至翻身都会引起眩晕，恶心呕吐。自感舌头胀大不适，时有热气沿着脊柱自背部向上冲，冲至项部则上身汗出，汗出则畏风。尤其难受的是极易精神紧张、害怕，一紧张就欲大便，需马上如厕，泻水样便，大便量不多，无腹痛，故到医院不敢坐公交、出租车，只能由其丈夫开车。长期夜寐不安，早醒，梦多易醒，口淡乏味，饥不欲食，口干口黏，不敢饮冷，否则上腹胀满不适，烦躁易怒，恶闻人音，悲伤欲哭。刻下症：头痛眩晕，恶心呕吐，舌头胀大，夜寐不安，烦躁易怒，悲伤欲哭，易惊善恐，时有热气自背部向上冲，冲至项部则上身汗出，汗出则畏风，口淡乏味，饥不欲食，口干口黏，泻水样便。既往史：有颈椎病，颈 2 ~ 颈 3 椎间盘突出。平素便秘。月初在外院进行较为全面的检查，仅头部 MRI 示右放射冠、额部缺血灶。查体：BP 120/75 mmHg，形体适中，精神抑郁，双肺呼吸音清晰，未闻及干湿啰音，HR 78 次/分，律齐，腹软。舌淡略胖，苔薄，脉弱。西医诊断：前庭性偏头痛。中医诊断：头痛。证型：木寒风动，寒热错杂。方药：乌梅丸化裁。

乌梅 30 g	细辛 3 g	桂枝 10 g
黄连 5 g	黄柏 10 g	当归 10 g
太子参 20 g	花椒 10 g	干姜 10 g
附子 10 g	炒白术 15 g	茯苓 30 g
生龙骨 30 g	生牡蛎 30 g	紫石英 20 g
甘草 3 g		

7 剂，水煎服，每日 1 剂，早、晚各服 1 次。

1 周后复诊，患者诉服药仅 1 次，病情就大减，头脑顿时清醒了许多，头痛、眩晕消失大半，现在头痛基本消失，睡眠改善，自觉精神好，自觉舌头变小，口已知味，背部热气上冲未再发作，害怕、紧张减轻，尤其是一紧张就要腹泻得到有效缓解，3 天前遇事紧张，但腹泻基本未发，患者兴奋之情溢于言表。舌淡，苔薄白，脉弱，守原方继续加减治疗月余，诸症基本消失后停药。

2. 奔豚气案

张某，女，63 岁，2018 年 9 月 17 日初诊。气从胃脘冲头反复发作 15 年，加重 3 年。2004 年 5 月，患者无明显诱因出现气从胃脘上逆至头，觉胃脘有气缓慢上升，沿胸骨升至颈部，最后升至右耳前。在气从胃脘升至颈的同时，出现从脊柱及右侧胸背逐渐上升的疼痛，痛剧难忍。气升至右耳，则右侧头昏头涨，难受异常，持续近10分钟方自行缓解，此时胸痛消失，仅后背仍痛。头昏涨缓解后出现呃逆连连，约半小时后呃逆停止、背痛消失。此后症状反复发作，发作无明显规律。曾到多家医院就诊，经中、西医多方治疗，久治不愈。2016年母亲去世后发作加重，1周发作数次，最重时1日数次，痛苦不堪。长期夜寐不安，早醒。刻下症：气逆上头，发作频繁，发时右胸背剧痛，头昏头涨，心烦易怒，时悲伤欲哭，咽部不适，觉有痰黏附，口干不欲饮，饮冷则腹泻，每泻3~4次可自行缓解，常年双手觉冷。既往史：有肝内胆管结石病史20余年，慢性萎缩性胃炎、胃食管反流病10余年，近5年超声示甲状腺多发结节。查体：BP 120/85 mmHg，形体适中，精神抑郁，双肺呼吸音清晰，未闻及干湿啰音，HR 78次/分，律齐，腹软。舌淡苔薄，脉弦。西医诊断：癔病。中医诊断：奔豚气。证型：木寒风动，寒热错杂。方药：乌梅丸化裁。

乌梅 30 g	细辛 3 g	桂枝 10 g
黄连 5 g	黄柏 10 g	当归 10 g
太子参 20 g	花椒 10 g	干姜 10 g
附子 10 g	旋覆花 30 g	合欢皮 30 g

柿蒂 20 g　　　　炙甘草 3 g

7 剂，水煎服，每日 1 剂，早、晚各服 1 次。

服完 7 剂后复诊，患者很是欣喜，诉气逆上头仅发作 2 次，发作时胸背疼痛、头昏头涨程度减轻，睡眠好转，情绪较前稳定，心烦易怒、悲伤欲哭改善。守原方继续加减治疗近 2 个月，诸症基本消失。

3. 痹证案

关某，男，70 岁，2018 年 9 月 24 日初诊。左侧腰腿疼痛半月余。患者半月前无明显诱因出现左侧腰腿疼痛，从腰放射至足，不能行走，夜间加重，疼痛剧烈，难以入睡。骨科诊断为腰椎间盘突出、坐骨神经痛，予止痛、牵引等治疗，效果不显。因不愿手术治疗前来就诊。长期夜寐不安，入睡困难，早醒，口干喜热饮，食冷则腹泻。刻下症：左侧腰腿疼痛，头昏头痛，晨起头颈有汗，夜寐不安，心烦易怒，时悲伤欲哭，胸闷善太息，咽常有异物感，时咳吐少量泡沫痰，上腹胀满，不欲饮食，口干喜热饮，食冷则腹泻，双下肢畏寒。患高血压 10 余年、抑郁症 10 余年、慢性胃炎及胆囊结石 6 年。查体：BP 110/75 mmHg，痛苦面容，形体偏胖，双肺呼吸音清晰，未闻及干湿啰音，HR 78 次/分，律齐。舌质淡，苔薄黄，脉沉弦。西医诊断：坐骨神经痛，高血压，抑郁症。中医诊断：痹证。证型：木寒风动，寒热错杂。方药：乌梅丸化裁。

乌梅 30 g	细辛 3 g	桂枝 10 g
黄连 10 g	黄柏 10 g	当归 10 g
党参 20 g	花椒 10 g	干姜 10 g
附子 10 g	茯苓 30 g	丹参 30 g
酸枣仁 30 g	浮小麦 30 g	大枣 10 g
延胡索 30 g	旋覆花 10 g	炙甘草 3 g

7剂，水煎服，每日1剂，早、晚各服1次。

患者服完7剂后来诊，诉左侧腰腿疼痛明显减轻，晚上尤其明显，已基本不影响睡眠，可睡到天亮。双下肢畏寒、食冷则腹泻依旧，原方化裁，续服2个月后诸症基本消失，行走无碍。

4. 久咳案

李某，男，42岁，2018年10月8日初诊。咳嗽8个月余。患者8个月前因感冒出现咳嗽，咽痛，痰黄，自服消炎止咳药，咽痛消失，但咳嗽加重，咽痒则咳，干咳少痰，夜间更甚。曾到多家医院就诊，数次拍胸部X线片、胸部CT，均显示肺纹理增粗。经中、西医多方治疗，效果欠佳，久治不愈，咳嗽至今。刻下症：日夜咳嗽，咽痒则咳，遇到冷空气、油烟味则咽痒，干咳少痰，咳嗽呈阵发性、连续性呛咳，每咳胸部憋闷、眼发黑，甚至眼泪欲出，夜间尤其后半夜1~3点咳嗽频繁，睡眠受到严重干扰。口干喜热饮，上腹时痛，有烧灼感，饮食、二便调。既往史：有慢性胃炎病史10余年，否认有其他病史。查体：BP 125/85 mmHg，一般情况可，双肺呼吸音清晰，未闻及干湿啰音，HR 78 次/分，律齐。舌质淡，苔薄黄，脉弦。西医诊断：感冒后咳嗽。中医诊断：咳嗽。证型：木寒风动，寒热错杂。方药：乌梅丸化裁。

乌梅 30 g	黄连 10 g	黄柏 10 g
制附子 10 g	干姜 10 g	细辛 3 g
桂枝 10 g	当归 10 g	党参 10 g
百部 10 g	白芍 30 g	花椒 10 g
旋覆花 10 g	炙甘草 10 g	

7 剂，水煎服，每日 1 剂，早、晚各服 1 次。

患者服完 7 剂后来诊，诉已不再阵发性呛咳，咳出少量稠痰，咳出后感觉轻松，夜里咳嗽明显减轻，已基本不影响睡眠，可睡到天亮。原方化裁，续服半个月后咳嗽基本消失。

（二）讨论

1. 对乌梅丸的认识

乌梅丸出自张仲景的《伤寒杂病论》，分别见于《伤寒论·辨厥阴病脉证并治》与《金匮要略·趺蹶手指臂肿转筋阴狐疝蛔虫病脉证治》。乌梅丸本治疗蛔厥证，又为厥阴病之主方，全方寒热并用，攻补兼施，现代常被用来治疗寒热错杂、虚实互见的疑难病证。"厥阴之上，风气主之"，大寒节后厥阴风木行令，《温病条辨》云"疏泄一年之阳气，以布德行仁，生养万物者也"，水生木，木生火，厥阴风木，母气为水，子气为火，"春初之风，则夹寒水之母气；春末之风，则带火热之子气"，太过则或寒风凛冽，或风热炽盛，此自然之常。在人则为足厥阴经司令，肝为主脏，春风和煦，疏泄得宜，人自阴阳协调。春初寒水之母气太过，而成厥阴伤寒；春末火热之子气太过，则成厥阴温病。

乌梅丸所对之证，应为春初夹寒水之母气太过所导致的病证，"厥阴之为病，消渴，气上撞心，心中疼热，饥而不欲食，食则吐蛔，下之利不止"，此条文点明了厥阴病的两个特点：寒热错杂和肝风内扰，即叶天士所谓的"全是肝病""皆肝厥内风"。关于肝风内动之因，《太平圣惠方》云"肝虚则生寒"，寒化为风。肝风内动之象，常见的是抽搐、僵直、头摇摆等症，也可能是肝风攻冲于胸腹器官之间，冲击脾胃肠道，是动于内而不涉于外，表现为肝风内动脏腑。但肝风内动脏腑容易被忽视，因其表现隐匿且复杂，有上冲、下冲、横逆之别。如上冲犯胃则呃逆呕吐；肝风撞心则心悸怔忡；肝风冲肺则咳嗽、呛咳；肝风冲头则阵发性面热、头汗、头昏等；肝风迫肠则腹痛、肠鸣、下利。横逆犯中，极易形成中焦寒热错杂的临床表现，但与半夏泻心汤仅为中焦寒热错杂不同，乌梅丸主治之证的重心是肝风内动。肝为将军之官，其性刚暴，体阴而用阳，其体易虚，其用易亢。风木一动，肝风内起，恃强凌弱，会对五脏六腑形成种种冲击破坏，近者乘脾侮胃，远者冲心犯肺，即"肝为五脏之贼也""百病皆生于肝"。肝风内动为厥阴病主证的主要病机特点。

通常治风的方法是外风宜逐，内风宜熄，寒风温散，热风清镇，实风制之，虚风固之，乌梅丸所治系木寒风动为患，此与治疗厥阴温病风热炽盛的连梅汤截然不同，虽变证种种，但常见的是风乘脾土，寒热错杂。针对这一病机特点，乌梅丸中附子、干姜、桂枝、细辛、蜀椒温阳散寒；人参、当归补益气血；黄连、黄柏清热燥湿；同时重用乌梅为君，取其酸性，敛肝息风。全方标本兼顾，寒温并调，可治厥阴木寒风动、寒热错杂所属病证。

2. 乌梅丸的运用经验

头痛案患者田某，西医诊断为前庭性偏头痛。患者头痛剧烈，右侧头部麻木，眩晕，是肝风上扰所致，感冒、大风诱发头痛，是"肝气通于风"。情绪诱发头痛，是情绪影响了肝的疏泄功能。一紧张就欲大便，需马上如厕，腹泻水样便，为肝风迫肠。夜寐不安，烦躁易怒，悲伤欲哭，易惊善恐，为肝藏魂、疏泄情志功能失职。时有热气自背部向上冲，冲至项部则上身汗出，为肝风内动，内风袭扰足太阳膀胱经。汗出则畏风，头畏风，常戴帽子，是卫阳虚。口淡乏味，饥不欲食，是中焦虚寒，口干口黏，是有胃热，中焦寒热错杂。舌淡略胖，脉弱为阳不足。综合论之，为肝虚有寒，肝风内动，上犯于头，见头痛眩晕；横逆犯中，见中焦寒热错杂；肝阳不足，卫表不固，而见畏风，不寐及情绪异常，是肝自病。予乌梅丸暖肝调中，加生龙骨、生牡蛎、紫石英重镇安神，收效显著。

奔豚气案患者张某，西医诊断为癔病。患者觉胃脘有气缓慢上升，沿胸骨升至颈部，最后升至右耳前，显系肝气上逆。肝气上逆，导致右侧胸背部经络气血运行逆乱，不通则痛，故发时右胸背剧痛。气逆至头，风扰清窍，故头昏头涨。肝风扰胃，故呃逆连连。肝风阵作，故半小时后呃逆停止。肝失疏泄，故心烦易怒，时悲伤欲哭。肝失疏泄，痰气交阻于喉，故咽部不适，觉有痰黏附。中焦虚寒，故口干不欲饮，饮冷则腹泻。常年双手觉冷，舌淡为阳虚厥冷，脉弦示肝病。综合而言，肝虚有寒，阳虚风动，上扰清窍，故有诸多见症。予乌梅丸加旋覆花、柿蒂降胃气，胃气得降，则肝气难逆。

痹证案患者关某，西医诊断为坐骨神经痛。患者左侧腰腿疼痛且夜间加重、双下肢畏寒、舌淡均表示阳不足。头昏头痛，晨起头颈有汗，为肝风上扰所致。夜寐不安，心烦易怒，时悲伤欲哭，胸闷善太息，咽常有异物感，为肝藏魂、疏泄功能失常。上腹胀满，不欲饮食，口干喜热饮，食冷则腹泻，为中焦虚寒。由于脏躁症状较重，故合用甘麦大枣汤，以加强养心安神、和中缓急之功。

久咳案李某，西医诊断为感冒后咳嗽。患者咳嗽达 8 个月，最突出的特点是夜间咳嗽频繁尤其后半夜 1～3 点，后半夜 1～3 点为丑时，乃阴之将尽、阳之初升之时，为肝所主。咳嗽呈阵发性、连续性呛咳，每咳胸部憋闷、眼发黑，甚至眼泪欲出，为肝风上逆冲肺的表现。咽痒则咳，遇到冷空气、油烟味则咽痒，痒则为风，属寒风之征。口干喜热饮，为阳虚不化津。上腹时痛，有烧灼感，为胃有热。舌淡为阳虚，脉弦示肝病。综上为肝虚有寒，肝风上冲，肺失宣降。故用乌梅丸加减而获良效。

第四章　医案精选

案1：肺部感染、肝脓肿、脓毒症休克

熊某，男，51岁，因高热、咳嗽伴晕厥7天于2017年10月8日18:00由外地转入。患者7天前因受凉而出现高热、咳嗽，当地医院查血常规示 WBC $15.98 \times 10^9/L$，胸部 CT 示肺部感染，收入呼吸科住院治疗，体温逐渐下降，咳嗽减轻。但治疗到第7天时，患者下床时突然晕倒，测血压70/40 mmHg，给予对症补液扩容治疗后血压回升至120/70 mmHg。当地医院考虑到医疗安全，将患者由120救护车转至我院。入院症见：间断喘憋，乏力，咳嗽，少痰，食欲差。既往史：有糖尿病、高血压病史。T 36.7 ℃，HR 74次/分，R 18次/分，BP 126/72 mmHg，神志清醒，自行步入病房，双肺呼吸音粗，未闻及干湿啰音。腹部略膨隆，质软，肝脾肋下未触及，全腹无压痛及反跳痛，肝区叩击痛（+），肠鸣音正常，左上肢皮肤可见瘀斑。舌红苔黄，脉滑。血气和离子分析：未见异常。血常规：WBC $9.98 \times 10^9/L$，HGB 103 g/L，PLT $13 \times 10^9/L$。西医诊断：脓毒症，感染性休克，血小板减少，肺部感染，2型糖尿病，高血压3级。中医诊断：外感发热（肺热壅盛

证）。予莫西沙星抗感染，盐酸氨溴索化痰，持续泵入胰岛素控制血糖。

第2天患者出现高热，T 39.8 ℃，寒战，乏力，呼吸急促。末梢血氧降至90%左右。肺部听诊可闻及细小湿啰音，左上肢可见大片瘀斑，舌红少苔，脉数。血常规：PLT $2 \times 10^9/L$，PCT 50.67 ng/ml，CRP 53.17 mg/L，ALB 17.35 g/L，超声示肝右叶可见约10.1 cm×6.4 cm不均匀回声团，提示脓肿并积气?

静脉输注血小板后行肝穿刺引流，抗生素调整为亚胺培南西司他丁钠＋万古霉素＋甲硝唑；谷胱甘肽保肝治疗；营养支持包括氨基酸、白蛋白、肠内营养。患者高热，有瘀斑，综合舌脉，辨证属热入营血证，予犀角地黄汤加减。

水牛角粉30 g	赤芍20 g	地黄30 g
仙鹤草30 g	连翘30 g	金银花30 g
白茅根30 g	牡丹皮10 g	

2剂，水煎服，日1剂。

第3天患者仍高热，乏力，口渴，大汗，腹胀明显，大便3日未行，左上肢皮肤瘀斑未增加，舌红苔黄燥，脉洪，辨证为阳明热盛，予白虎汤合大承气汤加减通腑泻热。

大黄30 g	芒硝30 g	枳实30 g
厚朴15 g	党参20 g	石膏50 g
知母10 g		

1剂，水煎服。

患者服药后排便 1 次，腹胀减轻，高热略减，但咳嗽加重，咳黄痰，皮肤黄染，左上肢皮肤仍有瘀斑，乏力，小便黄，舌红苔黄燥，脉弦数。肝脓液培养示肺炎克雷伯菌阳性。根据药敏试验将抗生素调整为头孢曲松＋依替米星，考虑患者阳明热盛，痰热蕴肺，热入营血，现腑实稍减，热及少阳，予犀角地黄汤、茵陈蒿汤、大柴胡汤、千金苇茎汤加减。

柴胡 30 g	枳实 10 g	白芍 30 g
大黄 10 g	天花粉 30 g	牡丹皮 10 g
地黄 30 g	水牛角粉 30 g	黄芩 20 g
桔梗 30 g	炒栀子 10 g	芦根 30 g
冬瓜仁 30 g	薏苡仁 30 g	茵陈 30 g

2 剂，水煎服。

患者体温下降，饮食增加，咳嗽明显减轻，腹胀基本消失，大便次数增多，左上肢皮肤瘀斑消退，舌红苔黄，脉弦滑。中医治疗以促进肝脓肿消散为重点，治以清热解毒，消痈散结，方用五味消毒饮合透脓散加减。

金银花 30 g	野菊花 30 g	蒲公英 30 g
紫花地丁 15 g	黄芪 30 g	当归 10 g
川芎 10 g	穿山甲 (代) 5 g	皂角刺 5 g

3 剂，水煎服。

服药后患者无明显不适，生命体征平稳，于入院 9 天后转至外科普通病房继续治疗。

按语：熊某为肺部感染、肝脓肿、血小板减少，当发现肝脓肿时，脓肿穿刺引流是清除感染灶最有效治疗手段，患者血小板过低（PLT 2×10^9/L），穿刺出血的风险极大，但未发现明显出血倾向，于是在静脉输注血小板后进行穿刺，可冒险一搏。肺炎克雷伯菌不仅可引起肺炎，还是肝脓肿的元凶。肺炎克雷伯菌肝脓肿的特点包括：多合并糖尿病病史；腹痛及腹部压痛表现多不突出；常发生白细胞及血小板减少；出现边界不清、气腔、分隔的概率较高；容易出现肝外播散，形成侵袭性肝脓肿综合征（眼、肺、神经系统），合并糖尿病患者症状多不典型，容易误诊或漏诊。

采用中医中药治疗时应紧抓主症，开始时患者以血小板减少为主要矛盾，肝穿刺时出血最令人担心，予犀角地黄汤凉血止血。接着阳明腑实证突出，成为疾病的中心环节，予白虎汤合大承气汤加减通腑泻热。之后患者高热、咳嗽、皮肤黄染、皮肤出现瘀斑，予犀角地黄汤、茵陈蒿汤、大柴胡汤、千金苇茎汤加减。诸症减轻后，方用五味消毒饮合透脓散，以促进肝脓肿的消散、吸收。中西医结合治疗效果理想。

案 2：重症胰腺炎、脓毒症休克、多器官功能障碍综合征

患者陈某，男，39 岁。因腹痛 2 天于 2014 年 12 月 24 日由外科转入 ICU。

现病史：患者昨天晚间无明显诱因出现中上腹部疼痛，伴

恶心呕吐，呕吐物为胃内容物，今天上午腹痛加重，来本院外科就诊。查体：T 36.4 ℃，R 18 次/分，P 142 次/分，BP 94/69 mmHg。神清，表情痛苦，腹膨隆，腹软，中上腹及右上腹压痛，无反跳痛，肝脾肋下未触及，胆囊点压痛（＋），莫氏征阳性，肝区叩痛阳性，双肾区无叩击痛，肠鸣音减弱。血常规：WBC $14.07 \times 10^9/L$，N% 84.80。血清 AMY：2907 U/L。腹部超声：胰腺增厚，回声不均匀，腹腔及盆腔积液。尿酮体（＋＋），空腹血糖 32.2 mmol/L。既往史：2010 年 7 月及 2011 年 2 月因患胆囊结石、胆囊炎先后于本院外科住院 2 次。2013 年因患急性胰腺炎在外科住院治疗。有糖尿病病史 5 年，注射胰岛素控制血糖，未系统监测血糖情况。外科以急性胰腺炎、胆囊结石、胆囊炎、脂肪肝（重度）、2 型糖尿病、糖尿病酮症酸中毒收入进行治疗。16：50 患者血压下降，难以维持，急转入 ICU。转入时患者发热，烦躁，心慌，多参数监护：HR 170 次/分，R 35 次/分，BP 70/32 mmHg［多巴胺持续泵入 8 μg/（kg·min）］，SpO_2 90%~95%。查体：T 37.6 ℃，躁动不安，胸腹部及下肢花斑，口唇干裂，双肺呼吸音清，未闻及干湿啰音，HR 170 次/分，律齐；腹膨隆，腹壁紧张，全腹压痛（＋）。血气分析和离子分析：pH 7.32，PaO_2 77 mmHg，$PaCO_2$ 27.7 mmHg，SaO_2 94.4%，ABE −10.9 mmol/L，Na^+ 144 mmol/L，K^+ 5.43 mmol/L，Ca^{2+} 0.95 mmol/L，Cl^- 108 mmol/L。西医诊断：急性重症胰腺炎，脓毒症休克，急性腹膜炎；2 型糖尿病，糖尿病酮症酸中毒；胆石症，胆囊炎；脂肪肝（重度）。中医诊断：急性脾心痛。证型：热毒炽盛。西医予扩容抗休克、抗感染、生长抑素抑酶、乌司他丁抗炎、奥美拉唑抑酸等治疗，患者病情迅速恶化，凌晨1点开始高热，呼吸困难，意识不清，入科后一直无小便。查体：T 40 ℃，R 40 次/分，BP 70/40 mmHg，HR 140 次/分，两肺可闻及湿啰音。末梢血氧波动在 75% ~ 85%，实验室检查：AMY 2155 U/L，BUN 10.13 mmol/L，CRE 318.8 μmol/L，AST 137 U/L，GLU 17.59 mmol/L，K^+ 5.55 mmol/L，PLT 22×10^9/L。

患者出现神志障碍、急性呼吸窘迫综合征、急性肾功能衰竭等，立即行气管插管有创机械通气，CRRT 改善患者肾功能，积极液体复苏，美罗培南静点加强抗感染；患者血小板下降，凝血功能障碍，输注血浆 800 ml 以补充凝血因子；肝功能损害，予还原型谷胱甘肽护肝；应激性溃疡出血，予奥美拉唑抑酸，凝血酶冻干粉止血。患者高热、腹痛、腹胀、无便，舌红苔黄，脉弦滑，中医辨证为阳明腑实、热入营血，治以通腑泻热，清热凉血。予大承气汤加减。

厚朴 30 g	枳实 30 g	芒硝 30 g（冲服）
大黄 30 g（后下）	莱菔子 20 g	牡丹皮 20 g
赤芍 30 g		

2 剂，水煎，鼻饲，日 1 剂，分 2 次用。

2 天后患者神志转清，高热减轻，排大便一次，仍腹胀明显，双下肢瘀斑，舌红苔黄，脉滑，中医辨证为热毒炽盛，血热腑实，治以通腑泄浊，清热凉血解毒。

生地黄 60 g　　生大黄 60 g　　牡丹皮 30 g

芒硝 30 g（单包）　枳实 30 g　　厚朴 15 g

紫花地丁 15 g　　赤芍 30 g

2 剂，水煎，鼻饲，日 1 剂，分 2 次用。患者服药后大便通畅，转为低热，诸症减轻，于 2015 年 1 月 2 日顺利脱机拔管，2015 年 1 月 5 日病情稳定，转回外科。

按语： 患者虽然年轻，但有多种基础疾病，胰腺炎复发，此次发病进展迅速，在 24 小时内由急性胰腺炎发展成重症胰腺炎、脓毒症休克，很快出现急性呼吸窘迫综合征、急性肾功能衰竭、血小板减少、肝功能损害，此类多器官功能障碍病例死亡率极高。在西医治疗的基础上，中医治疗紧紧抓住脾胃这个中心环节，因"土枢四象"，胃降才能脾升，轴转利于轮转，因此以大承气汤为主，以通腑泻热，帮助患者转危为安。刘教授认为，对于多器官功能障碍综合征，只要患者有腹胀、便闭等肠胃功能受损的表现，治疗时从恢复脾胃升降功能入手，常能事半功倍。

案 3：肛周脓肿、脓毒症休克、多器官功能障碍综合征

患者韩某，男，41 岁。2021 年 11 月 18 日以发热伴肛周肿痛 6 天，加重伴喘促 6 小时收入院。现病史：患者 6 天前突

然发热，肛周肿胀疼痛，未予重视，后食欲逐渐减退，乏力，小便量逐渐减少，大便无。当日中午出门时突然摔倒，遂由同事呼叫120送至我院急诊，入抢救室测 T 39 ℃，BP 64/45 mmHg，HR 137 次/分，R 35 次/分，大汗淋漓，四肢凉，考虑脓毒症休克，立即予抗感染、扩容治疗，局部超声示肛周脓肿。为求进一步系统治疗收入 ICU。刻下症：发热，表情淡漠，烦躁不安，大汗淋漓，乏力懒言，语声低微，胸闷喘憋，口干口渴，无恶心呕吐，无腹胀腹痛，少尿，无排便，肛周肿胀硬痛，右侧臀部为著，四肢凉。既往史：患痔疮 10 余年，3 年前患肛周脓肿，保守治疗后好转。否认过敏史。查体：T 38.5 ℃，R 35 次/分，BP 65/42 mmHg，HR 133 次/分，律齐。表情淡漠，口唇发绀。双肺呼吸音粗，两肺底可闻及少量湿啰音。肠鸣音约 4 次/分。肛周瘀紫肿胀，触之痛。四肢凉。双下肢无水肿。左前臂内侧皮下瘀紫，左上腹片状瘀斑。双下肢皮肤可见花斑。舌淡，苔黄，脉微细。胸部 CT：两肺散发炎症可能，两肺浸润影？双侧肺大疱，心包少量积液。心电图：窦性心动过速。局部浅表超声：右侧臀部皮下液性暗区（脓肿?），左侧臀部近肛周皮下软组织增厚（炎症）。血常规：PLT 65×10^9/L，WBC 14.05×10^9/L，HGB 122 g/L，N% 86.7，L% 8。感染两项：PCT >100 ng/ml，IL-6 >5000。血气分析：pH 7.52，$PaCO_2$ 17.3 mmHg，PaO_2 69.6%，HCO_3^- 13.6 mmol/L，ABE −7.2 mmol/L，LA 4.9 mmol/L，K^+ 2.67 mmol/L，Na^+ 120.5 mmol/L，Cl^- 85.9 mmol/L。血生化：AST 106 U/L，CK 1687 U/L，CRE 232 μmol/L。西医诊断：脓毒症休克，多器官功能衰竭，急性肾功能不全，凝血功能障碍，代谢性酸中毒，肛周脓肿。中医诊断：脱证（气虚阳脱），肛痈（火毒炽盛）。西医治疗：予无创呼吸机辅助通气、扩容、液体复苏、抗感染、维持酸碱平衡、营养支持等，同时肛周脓肿切除引流。中医治疗：益气固脱，解毒排脓，予托里消毒散加减。

黄芪 90 g	白术 15 g	茯苓 30 g
当归 12 g	川芎 12 g	生晒参 10 g （另煎）
白芍 12 g	金银花 30 g	皂角刺 10 g
枳壳 12 g	桔梗 10 g	麦冬 12 g
五味子 10 g	山茱萸 30 g	甘草 6 g

2 剂，浓煎，日 1 剂，分 2 次服。

第二天患者无发热，乏力，喘憋好转，口干口渴，大便已下，烦躁明显减轻，食纳一般，肛周肿胀减轻，可见少量渗液，舌体淡，苔黄略腻，脉沉细。感染两项：PCT 19.27 ng/ml，IL-6 86.49。血常规：PLT 105×10^9/L，WBC 11.82×10^9/L，HGB 118 g/L，N% 79.4，L% 13.4。患者循环仍不稳定，需使用小剂量血管活性药物。中药守前方加减。

黄芪 120 g	白术 30 g	茯苓 30 g
当归 20 g	川芎 10 g	生晒参 20 g （另煎）
白芍 12 g	金银花 30 g	皂角刺 10 g

枳壳 12 g	桔梗 10 g	甘草 10 g
玄参 30 g	炒薏苡仁 30 g	连翘 15 g

2 剂，浓煎，日 1 剂，分 2 次服。

服 1 剂后血管活性药物减停，服 2 剂后患者胸闷气短明显好转，停用无创呼吸机，改为鼻导管吸氧 3 L/min。患者无发热，无喘促，肛周肿胀疼痛明显好转，少量清稀脓液渗出，四肢不温，皮肤瘀斑消散，小便正常，大便不成形，舌淡苔白，脉沉弱。辨证属阳气不足，余邪未尽。治以温阳益气，托毒外出。予薏苡附子败酱散合托里消毒散加减。

黄芪 120 g	白术 30 g	茯苓 30 g
当归 20 g	川芎 10 g	生晒参 20 g (另煎)
白芍 12 g	金银花 30 g	皂角刺 10 g
枳壳 12 g	桔梗 10 g	甘草 10 g
炒薏苡仁 30 g	黑附子 10 g	败酱草 30 g

2 剂，浓煎，日 1 剂，分 2 次服。服 2 剂后患者病情明显好转，于 2021 年 12 月 1 日好转出院。

按语： 该患者因肛周脓肿导致脓毒症休克，呼吸系统、循环系统、凝血系统、肾脏、心脏等多器官功能障碍，病情危重，治疗予积极液体复苏、抗感染、引流、营养支持及维持水电解质平衡等西医治疗的同时联合中药治疗，患者属脱证，为气虚阳脱，方选《外科正宗》托里消毒散重用黄芪加减。《神农本草经》谓黄芪"味甘微温。主痈疽久败创，排脓止痛，大风，癫疾，五痔，鼠瘘，补虚，小儿百病"。黄芪归脾、肺经，善托毒排脓，有"疮家圣药"之誉，于疮疡属气血不足者有起死回生之效。托里消毒散补气固脱，托里排脓，效果明显。托里消毒散 1 剂见效后，调方加用薏苡附子败酱散，该方出自《金匮要略》，用于肠痈已成，具有清热排脓消痈、扶正助阳驱邪之功，可进一步加强托里消毒散作用。刘教授认为，急危重症中药治疗，初见成效后，宜加强治疗，巩固疗效。该患者病情迅速好转，疗效满意。

案 4：易感冒、支气管扩张反复发作

患者杨某，女，49 岁，2021 年 5 月 12 日初诊。主诉反复咳嗽、咳吐大量脓痰 3 年，复发 1 周。3 年前患者因受凉出现发热，咳嗽，咳吐大量黄脓痰，于当地医院住院治疗，胸部 CT 检查提示支气管扩张，予抗生素、清热解毒中药治疗，症状缓解后出院。每逢感冒后症状加剧，于当地门诊静脉输入头孢哌酮钠舒巴坦钠 2 g，每日 2 次，症状可缓解。但极容易感冒，或稍受凉，或稍觉劳累，或睡眠差，即发烧、咳嗽，发作频繁，几乎每月均发。加之使用抗生素后，霉菌性阴道炎就发作，苦恼异常，经人介绍前来就诊。1 周前因失眠后出现咳嗽，发热，咳大量黄色脓痰，晨起明显，伴口燥咽干，微汗出，全身畏寒畏风，纳差乏力，小便频。舌质淡胖，脉沉弱。查体：T 36.8 ℃，神清，精神不振，听诊双肺呼吸音粗，肺底

可闻及固定湿啰音。胸部 CT 示支气管扩张。血常规：WBC $10.82 \times 10^9/L$，HGB 118 g/L，N% 80.4，L% 13.4。西医诊断：支气管扩张并感染。中医诊断：咳嗽，肺痈。病机：痰热壅肺，卫阳亏虚。方用薏苡附子败酱散加味。

附子 10 g	败酱草 50 g	麸炒薏苡仁 50 g
桔梗 20 g	党参 10 g	芦根 30 g
冬瓜仁 30 g	桃仁 10 g	鱼腥草 30 g
炙甘草 3 g		

7 剂，水煎服。

5 月 19 日二诊，咳嗽咳痰减少，痰液较前稀薄，痰量减少，口干好转，双下肢畏寒，小便频，饮水后明显，舌淡胖，脉沉弱，加乌药 20 g、芡实 10 g，7 剂，水煎服。

5 月 26 日三诊，继服上方 7 剂后，患者诉无明显黄脓痰，痰较前稀，畏寒减轻，二便可，纳可。舌淡胖，质暗，脉沉弱。继续以此方加减治疗 3 个月，患者感冒明显减少，受凉、劳累、失眠后很难再导致感冒。

按语：支气管扩张是呼吸系统常见的支气管慢性化脓性疾病，支气管扩张并感染后，支气管腔壁黏膜受到破坏，失去了清理分泌物的作用，分泌物不能及时得到清除，在气管内壁积聚，所以在患者转换体位时，分泌物刺激正常的黏膜，引起咳嗽、咳出痰液，因此患者常在早晨起床或晚上睡下时咳嗽加重、痰液较多。该病易反复发作，病程较长，治疗难度较大。

中医学依据其主症为咳嗽、咳吐大量黄脓痰，将其归为"咳嗽""肺痈"范畴。《金匮悬解·肺痿肺痈》解释："时出浊唾腥臭者，肺金味辛而气腥，痰涎瘀浊，郁蒸而腐化也。"隋代巢元方《诸病源候论》载："肺痈者……寒乘虚伤肺，寒搏于血，蕴结成痈，热又加之，积热不散，血败为脓。"巢氏认为风寒化热亦可为痈，并强调正虚是发病的主要内因。今患者畏寒畏风，容易感冒，舌淡胖，脉沉弱，是卫阳亏虚，肌表失却温煦，不能抵御外邪。患者内蕴痰热，痰热阻滞肺络，每因外邪而诱发，故每发咳吐黄色脓痰。患者是阳虚卫外不固，肺有痰热内蕴，内外合邪，外寒内热，与《伤寒论》中的附子泻心汤证相仿。治宜温阳散寒、清肺化痰、逐瘀排脓，方用薏苡附子败酱散。此方出自《金匮要略》，由薏苡仁、附子、败酱草 3 味药组成。方中重用薏苡仁利水渗湿，清热排脓消痈，为君药，既可清热利湿除湿热之标，又能健脾胃除生湿之源，可排脓消痈治疗局部炎症；辅以败酱草苦寒清热解毒、消痈排脓，附子辛热之品重扶阳气，假其辛热行瘀滞之气。针对肺部痰热壅盛之证，合千金苇茎汤清肺化痰、逐瘀排脓，桔梗、炙甘草化痰排脓，内外兼顾，表里同治，扶正与托邪并举，温阳与清热共用，治疗效果较佳。此方不仅对支气管扩张容易感冒、反复感染有效，对慢性支气管炎、慢性阻塞性肺疾病因为阳虚容易感冒、反复发作者也有较好疗效。薏苡附子败酱散可扶阳固表，清热化痰，能表里兼顾，标本同治。

望京醫鏡｜急危重症及顽固性头痛临证治验

案5：慢性肾盂肾炎反复急性发作

张某，女，73 岁，因反复发作高热、尿频尿痛 2 年余，加重伴发热 3 天就诊。患者 2 年前无明显诱因出现高热，汗出，尿频、尿急、尿痛，于外院诊断为肾盂肾炎，静脉输注头孢哌酮钠舒巴坦钠 10 天后症状缓解停药。此后因劳累或因饮水少而发作，每次需静脉滴注抗生素方能控制，发作频繁。3 天前患者因劳累出现高热，尿频、尿急、尿痛，于本院急诊就诊。尿常规：白细胞满视野。血常规：WBC 16.82×10^9/L，HGB 118 g/L，N% 85.4，L% 10.4。予左氧氟沙星静脉滴注，症状有所缓解。既往有干燥综合征病史。刻下症：发热，T 37.8 ℃，时汗出，尿频，尿痛，口干不欲饮，食欲不振，腰酸乏力，舌红，苔黄腻，脉细数。西医诊断：慢性肾盂肾炎急性发作。中医诊断：劳淋。病机：肾虚膀胱湿热。予六味地黄汤加减。

熟地黄 30 g	山药 15 g	酒萸肉 15 g
牡丹皮 10 g	茯苓 30 g	泽泻 30 g
虎杖 10 g	白花蛇舌草 30 g	金银花 30 g
柴胡 30 g	赤芍 15 g	黄芪 30 g
甘草 10 g		

7 剂。

患者尽剂后来诊，无发热，无尿频尿痛，偶有尿急，精神较好，饮食增加，仍有腰酸乏力，舌红，苔白，脉沉细。前方去柴胡、虎杖，加肉桂 10 g、盐杜仲 30 g，加强温肾补肾作用。14 剂。

患者三诊时诉腰酸乏力基本消失，饮食、睡眠较佳，自觉精神恢复到发病之前。继续以此方调整 3 个月，感染发作次数大幅减少，近半年未发。

按语： 慢性肾盂肾炎主要是由于肾脏组织出现细菌感染，且感染大多分布于肾盂、肾盏以及肾间质等组织，引起瘢痕病变，最终导致肾组织萎缩以及肾功能障碍。该病大多迁延反复，久治不愈易复发，且多数患者会出现尿频、尿急、尿痛等泌尿系统症状，严重影响患者的生命健康。发病主要与菌群致病力、机体免疫功能改变及炎症反应等因素相关。西医常规治疗主要以抗感染治疗为主，但菌群耐药性使其临床疗效常不够理想，中医药在慢性肾盂肾炎治疗中的地位愈发显著。张某的慢性肾盂肾炎复发，与劳累明显相关，属于中医学"劳淋"的范畴。《严氏济生方》云："劳淋为病，劳倦即发，痛引气冲。"《诸病源候论》云："诸淋者，由肾虚膀胱热故也。"刘教授在临床实践中观察到，慢性肾盂肾炎部分患者，或因素体禀虚，或因年老久病，或因用药失当等因素，久病损耗，久病穷必及肾，导致肾阴亏虚，病位以肾、膀胱为主，涉及心、脾、肝，病机以肾虚为本，膀胱湿热为标，本虚标实。遵巢氏"肾虚膀胱热"理论，以六味地黄汤加清热解毒、利湿通淋药进行治疗，能够有效减少慢性肾盂肾炎的反复发作，提高患者的生活质量。

案6：不明原因长期发热（一）

李某，女，79岁，2019年4月8日初诊。主诉：发热近2年。患者2017年突感周身乏力，右侧腰痛，胸部发热，自测体温38.1℃，于外院治疗，服中药1月余。发热上午轻（T 37.3℃左右），下午5点加重（T 38℃左右），晚上10点左右体温降至正常。2018年3月仍发热，体温38.5℃，全身疼痛，头颈疼痛，不能触摸，双侧太阳穴青筋暴起，疼痛。头皮肿胀，腰痛，行走困难。于当地中医院心内科住院10天，未予明确诊断，疑为肿瘤。2018年5月左肩背部带状疱疹，疼痛3个月症状缓解，头痛消失。2018年9月发热，最高体温39.3℃，至某医院感染科就诊，未明确诊断。查骨扫描未见异常。一直间断服用中药，或以气虚发热，或以血瘀发热，或以阴虚发热，或以水饮痰热等论治，效果不显。刻下症：脊柱从颈至腰疼痛，颈背尤甚，头痛，仍发热（T 37.5℃），下午5点加重，周身乏力，难以起床，气短。双侧大腿根部疼痛，背部畏寒，夜则口干，不欲饮食，大小便正常。舌淡红，苔薄而干，脉弦。既往史：高血压，心动过速。西医诊断：发热待查。中医诊断：外感发热。病机：外寒内热，表里俱实。治法：解表通里，清热解毒。方药：防风通圣散加减。

防风6g　　　　麻黄6g　　　　荆芥6g

薄荷 6 g	石膏 30 g	连翘 10 g
桔梗 10 g	黄芩 10 g	当归 10 g
白芍 15 g	炒白术 10 g	太子参 30 g
栀子 10 g	滑石 10 g	芒硝 10 g（冲服）
大黄 10 g（后下）	生姜 10 g	甘草 6 g

7 剂，水煎服，日 1 剂。

药后患者背部、身上疼痛减轻，低热，午后体温未升高，背部恶寒好转，大便通畅，上方去芒硝，7 剂。复诊时患者体温进一步降低，仅下午低热，食欲增加，乏力减轻，偶有牙痛。上方加减用 14 剂后，患者体温正常，诸症基本消失。

按语：该患者发热近 2 年，西医一般将发热病程在 2 周以内的发热称为急性发热，包括各种病原体引起的传染病、全身或局灶性感染。持续在 1 个月以上的低热者，称为长期低热。长期低热的原因可分为器质性与功能性两大类。此患者进行多方面检查，未发现明显器质性病变，功能性发热可能性大。中医学一般将发热分为外感发热与内伤发热。外感发热由感受外邪所致，起病较急，病程较短；内伤发热由内因引起，起病徐缓，一般病程较长或有反复发作病史。发热时间长短不是外感与内伤发热的主要区别。此患者主要表现为发热，颈、背部疼痛，头痛，大腿根部疼痛，背部畏寒，其病在表。夜里口干，发热，下午五点加重，即日晡潮热，当为阳明热盛，腑实内结，《伤寒论》云"阳明病欲解时，从申至戌上"，张志聪认为"日西而阳气衰，阳明之所主也，从申至戌上，乃阳明主气之时，表里之邪欲出，必随旺时而解"。此患者虽大便正常，但实证不一定便秘，吴又可《温疫论》对此论之甚详："注意逐邪勿拘结粪……承气本为逐邪而设，非专为结粪而设也""况多有溏粪失下，但蒸作极臭如败酱，或如藕泥，临死不结者，但得秽恶一去，邪毒从此而消""其人大便素不调，邪气忽乘于胃，便作烦渴，一如平时泄泻稀粪而色不败，其色但焦黄而已""午后潮热，便作泄泻，子后热退，泄泻亦减"。综上所述，患者为表里同病，治宜解表通里、清热解毒，汗下与清利共施。防风通圣散善治外寒内热、表里俱实之证，故收效甚捷。

案7：不明原因长期发热（二）

马某，女，46岁。2019年8月30日初诊。主诉：间断发热5年，持续低热1年余。患者5年前因患肺炎住院治疗，出院后不久出现间断发热，或3天或2天出现低热，体温不超过38 ℃，持续时间1~3个小时，曾到医院就诊，未发现异常，故未在意，未予治疗。1年前出现持续发热，体温37.5 ℃左右，下午及晚上加重，体温最高38.5 ℃。先后在两家三甲医院感染科、风湿免疫科进行详细检查，未明确诊断。现发热，下午加重，头痛，全身疼痛，下肢疼痛明显。畏热，口干喜热饮，饮冷则胃不适，经期前后明显，与情绪劳累有关。大便困难，双下肢肿胀，月经周期正常，痛经。否认有其他病史。查体：神清，双肺呼吸音稍粗糙，无干湿啰音，HR 76 次/分，律齐，腹软，无压痛，双下肢肿胀，按压轻度凹陷。舌红，苔薄白，脉沉。西医诊断：发热待查。中医诊断：外感发热。病机：外寒内热，表里俱实。治法：解表通里，清热解毒。方药：防风通圣散加减。

防风 6 g	麻黄 6 g	荆芥 6 g
薄荷 6 g	石膏 30 g	连翘 10 g
桔梗 10 g	黄芩 10 g	当归 10 g
白芍 15 g	炒白术 10 g	太子参 30 g
栀子 10 g	滑石 10 g	芒硝 10 g（冲服）
大黄 10 g（后下）	炒薏苡仁 30 g	生姜 10 g
甘草 6 g		

7 剂，水煎服，日 1 剂。

二诊：2019 年 9 月 6 日。患者体温下降，体温最高 37.8 ℃，头痛减轻，下肢疼痛好转，大便较前通畅，睡眠好转，双下肢仍肿胀。予前方加减，继服 14 剂。

三诊：2019 年 9 月 20 日。患者体温已正常，全身疼痛基本消失，月经量少，经期未出现腹痛，双下肢肿胀减轻，感五心烦热，上方加减，继服 14 剂。

按语：患者马某，病起于 5 年前肺炎之后，先间断发热，后持续发热，且头痛、身痛明显，与外邪致病有密切关系。外邪致病后，余邪未尽，郁于肌表，故间断发热。久之未能消散，反而邪郁更甚，肌表气血郁滞不畅，故持续发热，头痛，身痛。发热下午加重，即日晡潮热，加之有畏热，大便困难，舌红，为阳明热盛，内有腑实。口干喜热饮，饮冷则胃不适，为胃热内盛之假寒。经期前后明显，与情绪劳累有关，为土壅侮木所致。双下肢肿胀，为肝郁脾运失职。痛经非厥阴虚寒，而是胃火下迫所致，予防风通圣散内外分消，故火清痛经自消。防风通圣散出自《黄帝素问宣明论方》，对里热炽盛、肌表邪郁之证有很好效果。方中麻黄辛散微苦温通，善发汗解表、宣散肺气；荆芥辛香微温，善散风解表止痒；防风辛散微温，甘缓不峻，善祛风解表胜湿；薄荷辛凉芳香，善疏风解表、清利头目与咽喉；生姜解表散寒，温中止呕。诸药合用，既能使外邪从汗而解，又能散风止痒，故为君药。大黄苦寒泄降，善泻下攻积、泻火解毒；芒硝咸软，寒清降泄，善泻热通便；滑石甘寒清利，善利水渗湿、清解暑热；栀子苦寒清降泄利，善清热泻火利湿。四药合用，既清热泻火，使里热从内而解，又通利二便，使里热从二便分消。石膏辛甘大寒，清泄透解，善清热泻火；黄芩苦寒清泄，善清热燥湿、泻火解毒；连翘苦寒清解，善清热解毒、疏散风热，兼散结利尿；桔梗辛散苦泄，善开宣肺气、利咽。四药合用，善清热泻火、解毒散结，兼助君药透散表邪。凡此八药，共为臣药。当归甘温补润，辛温行散，善补血活血；白芍酸甘微寒，善养血敛阴，兼能散血；炒薏苡仁健脾和胃，利水渗湿；太子参益气健脾生津润肺；炒白术甘温苦燥，善健脾燥湿。诸药合用，既养血活血、健脾和中，又祛风除湿，与君、臣药同用，则发汗而不伤正，清下而不伤里，从而达到疏风解表、泻热通便之效，故共为佐药。甘草甘平，伍桔梗能清热解毒利咽，并调和诸药，故为使药。

案 8：长新冠综合征之湿热内蕴证

江某，女，35 岁，2023 年 11 月 25 日初诊。主诉：持续低热、头痛近 1 年。患者 2022 年 12 月 15 日高热，头痛、身痛，自测新冠病毒抗原（＋），入当地医院住院治疗半月，出院后仍头痛、低热，体温 37.6 ℃左右，下午加重。间断门诊中西医治疗，效果不显。2023 年 6 月在当地某三甲医院感染科住院治疗，亦未缓解。刻下症：发热不畏寒，下午加重，体温最高 38.5 ℃，头闷痛，整天昏昏沉沉，周身酸软无力，夜寐不安，心烦易怒，易惊善恐，时悲伤欲哭，食欲不振，口苦口黏，渴不欲饮，大小便正常。否认有特殊病史。查体：神清，精神差，双肺呼吸音清晰，无干湿啰音，HR 76 次/分，律齐，腹软，无压痛。舌淡红边有齿痕，苔白略腻，脉濡。西医诊断：长新冠综合征。中医诊断：外感发热。病机：湿热内蕴。方药：三仁汤加减。

苦杏仁 10 g　　　　肉豆蔻 10 g　　　　生薏苡仁 30 g

竹叶 5 g	厚朴 10 g	通草 5 g
法半夏 10 g	竹茹 10 g	滑石粉 30 g (包煎)
青蒿 30 g (后下)	鳖甲 20 g (先煎)	石膏 30 g (先煎)
甘草 3 g		

7剂，水煎服，日1剂。

患者尽剂后复诊，诉体温基本正常，仅下午2～5点觉发热，体温37.6℃左右，情绪转好，没有悲伤欲哭，时胸闷善太息，食欲较前明显好转，出现便秘，前方加生白术60 g，再进7剂。患者未再发热，睡眠好转，情绪稳定，大便通畅。

按语：该患者头痛、发热近1年，是因感受疫疠之邪，迁延不愈，故为外感发热。头闷痛，周身酸软无力，食欲不振，口苦口黏，苔白略腻，脉濡，显是湿热之象。"湿为阴邪，阴邪自旺于阴分"，故发热下午加重。湿热之邪，弥漫三焦，影响心、肝功能，疏泄失职，神志被蒙，故夜寐不安，心烦易怒，易惊善恐，时悲伤欲哭。湿热上蒙清窍，故头闷痛，整天昏昏沉沉。病为湿热稽留气分，湿热互结，留恋三焦。三仁汤具有宣畅气机，清利湿热之功，切合病机，故疗效显著。

刘教授治疗长期发热时尤为重视湿热之邪。长期发热，迁延不愈，这与湿邪缠绵、留恋不去的特点吻合。湿热发热，具有肢体沉重的特点，发热多午后明显，舌苔黄腻，脉数。因所在不同的部位而有差别：在皮肉则为湿疹或疔疱；在关节筋脉则局部肿痛；在脾胃可见脘闷腹满，恶心厌食，便溏稀，尿短赤，脉濡数；在肝胆则表现为肝区胀痛，口苦食欲差，或身目发黄；膀胱湿热见尿频、尿急，涩少而痛，色黄浊；大肠湿热见腹痛腹泻，甚至里急后重。发为湿热者，以夏秋季节为主，或与体质有关，素体太阴内伤，湿饮停聚，内外合邪，方能发病。刘教授借鉴吴鞠通《温病条辨》三焦分证论治湿温经验，在三仁汤中加入青蒿、鳖甲，疗效显著。

案9：系统性红斑狼疮长期低热之阴盛格阳证

闫某，女，24岁，2018年10月29日初诊。主诉发热5个月余。患者5个月前无明显诱因出现发热，体温37.3～37.8 ℃，白天明显，畏热明显，无恶寒，整天头昏脑涨，精神不振。先后在两家三甲医院感染科、风湿免疫科门诊进行了较为详细检查，抗核抗体谱示抗dsDNA抗体（＋），考虑为系统性红斑狼疮，拟予激素、免疫抑制剂治疗，患者因担心西药有副作用，寻求中医治疗。已治疗2个月余，效果不显。现发热，晚上减轻，恶热，整天头昏脑涨，晨起口干口苦，口干不欲饮，饮水则觉咽部不适，心慌胸闷，饮食、睡眠可，不喜油腻，双膝以下凉，手足心热，大便干。月经周期正常，量偏少。否认有特殊病史。查体：T 37.8 ℃，神清，精神差，双肺呼吸音清晰，无干湿啰音，HR 86次/分，律齐，腹软，无压痛。舌淡略胖，苔薄黄，脉弱。西医诊断：系统性红斑狼疮？中医诊断：内伤发热。病机：阴盛格阳，相火越位。治法：散寒潜阳。方药：

潜阳封髓丹加减。

附子 10 g	龟甲 15 g	砂仁 10 g
黄柏 10 g	干姜 10 g	肉桂 10 g
细辛 3 g	生龙骨 30 g	生牡蛎 30 g
炒白术 15 g	太子参 20 g	炙甘草 3 g

7 剂，水煎服，日 1 剂。

患者二诊诉低热减轻，口干口苦基本消失，晨起咽部不适，上午精神差，至晚上精神好转，不喜油腻，二便调。上方加减再服 14 剂，三诊时低热消失，下午时有发热感，但自测最高体温 36.9 ℃，手足心发热不明显。仍不喜油腻，头昏，双肩背乏力，双膝以下凉，上方加减再进 14 剂，诸症基本消失。1 年后因其他病就诊，一直未再发热。

按语： 该患者既有发热白天重、畏热、口干口苦、苔薄黄、手足心热的火热之象，又有口干不欲饮、饮水则觉咽部不适、双膝以下凉、舌淡略胖、脉弱的寒象，综合而言，为上热下寒，真寒假热，寒盛格阳于外、于上所致。治宜收敛由于阴寒盛而上浮的命门之火，方选潜阳封髓丹。潜阳封髓丹即潜阳丹、封髓丹合方，潜阳丹出自清代郑钦安《医理真传》，由附子、龟甲、砂仁、炙甘草组成，"夫西砂辛温，能宣中宫一切阴邪，又能纳气归肾。附子辛热，能补坎中真阳，真阳为君火之种，补真火即是壮君火也。况龟板一物坚硬，得水之精气而生，有通阴助阳之力，世人以利水滋阴目曰之，悖其功也。佐以甘草补中，有伏火互根之妙，故曰潜阳"。封髓丹亦出自《医理真传》，由黄柏、砂仁、甘草组成，"夫黄柏味苦入心，禀天冬寒水之气而入肾，色黄而入脾。脾也者，调和水火之枢也。独此一味，三才之义已具。况西砂辛温，能纳五脏之气而归肾，甘草调和上下，又能伏火，真火伏藏，则人身之根蒂永固，故曰封髓。其中更有至妙者，黄柏之苦合甘草之甘，苦甘能化阴。西砂之辛合甘草之甘，辛甘能化阳。阴阳合化，交会中宫，则水火既济，而三才之道，其在斯矣"。二方合用，擅长收敛由于阴寒盛而上浮的命门之火所引起的上热、外热诸症。

案 10：反复晕厥、咳嗽气喘之饮郁化热、阳虚风动证

王某，女，73 岁，科技工作者。2014 年 4 月 9 日初诊。主诉：咳喘 10 余年，反复晕厥 2 年，加重半个月。患者 10 余年前出现咳嗽气喘，诊断为慢性阻塞性肺疾病，每年均因受凉发作数次，多次住院治疗。半月前因受凉咳嗽气喘症状加重，在急诊先后静脉点滴头孢哌酮、莫西沙星、多索茶碱、盐酸氨溴索及口服中药治疗，效果不佳，仍咳嗽痰多，为大量白色泡沫样痰，痰量为 200 ~ 300 ml，夜间咳嗽尤甚，不能平卧，难以入睡。5 年前出现双下肢发热，脚心尤甚，冬季时日间不欲穿袜，夜间需将双足甚至整个下肢露出被子外，易汗出，活动稍剧或受惊时，常全身大汗，湿透衣服，上身畏寒，胸背尤其

明显。为此服用较长时间中药，效果不显。2年前慢性阻塞性肺疾病急性发作期间，小便时突然昏倒在地，全身汗出，无四肢抽搐，数分钟后自行苏醒，此后常反复发作，多于咳喘期间，或在失眠之后。善恐易惊，电话铃声、关门声都可导致精神紧张，精神紧张则出现全身颤抖。近半个月晕厥发作频繁，已发生6次，精神疲惫，有濒临死亡的感觉。现患者咳嗽气喘，夜不能卧，痰多呈泡沫样，时晕厥，善恐易惊，遇惊则全身颤抖，精神极差，周身乏力，双下肢发热，夜不能盖被子，动则汗出，汗多湿衣，胸背部畏寒，尤怕进空调房间，口干口苦，口渴不欲多饮，饮食减少，便溏。既往史：曾有长期在实验室接触荧光粉经历；有抑郁症及偏头痛病史；2004年会阴肿块切除，病理诊断为皮肤伴附属器分化的基底细胞癌，2013年因肾癌切除右肾。查体：BP 120/70 mmHg，精神差，形体偏胖，面色白而不华，皮肤潮湿有汗，双肺可闻及哮鸣音，HR 88次/分，律齐，双下肢无浮肿。舌淡胖，苔腻略黄，脉沉滑。西医诊断：慢性阻塞性肺疾病急性加重，晕厥，抑郁症，基底细胞癌、肾癌切除术后。中医诊断：支饮，厥证。辨证：饮郁化热，阳虚风动。治法：化饮清热，温阳息风。方药：苓甘五味姜辛汤合真武汤加减。

茯苓 30 g	桂枝 10 g	干姜 6 g
细辛 6 g	五味子 6 g	法半夏 10 g
白芍 30 g	旋覆花 10 g	百部 15 g

黄芩 10 g　　　　地龙 20 g　　　　生石膏 40 g

制附子 10 g　　　生牡蛎 30 g　　　生龙骨 30 g

炙甘草 3 g

7剂，水煎服，日1剂。

患者尽剂后二诊，诉咳喘明显减轻，已能平卧，痰量减少，口干口苦减轻，仍汗多，双下肢热，上腹时有烧灼感，晕厥发作2次，听诊双肺哮鸣音减少，舌淡胖，苔白，脉沉，上方加减续服7剂。三诊时咳喘基本消失，时吐少量白色泡沫样痰，听诊时发现双肺哮鸣音消失。没有发生晕厥，精神好转，上腹烧灼感消失，双下肢发热减轻，遇惊全身颤抖好转，大便成形。汗仍多。以上方加减治疗1个月后上身畏寒消失，汗出明显减少，遇惊不再全身颤抖，晕厥一直未再发生。但双下肢发热感仍有，改用八味肾气丸化裁，约半月后下肢发热症状消失。

按语： 患者以咳喘、晕厥为主要表现，属中医学"支饮""厥证"的范畴。咳喘最急，故开始治疗时重点在喘。咳嗽痰多，为大量白色泡沫样痰，夜间咳嗽尤甚，不能平卧，是支饮的特点，"咳逆倚息，短气不得卧，其形如肿，谓之支饮""咳逆倚息不得卧，小青龙汤主之"。口干口苦，显为饮郁化热。双下肢发热，夜不能盖被子，很像"阴气衰于下"的热厥，但上身畏寒，胸背尤其明显，舌淡胖，显系《医法圆通》所云的"久病与素禀不足之人，或夜卧，或午后两脚大烧，欲踏石上，人困无神。此元气发腾，有亡阳之势，急宜回阳收纳为主。切不可妄云阴虚，而用滋阴之药"。阳虚卫外不固，故汗多，阳虚清阳不升，故晕厥发作。善恐易惊，遇惊则全身颤抖，肾气虚则恐。患者外寒内饮，饮郁化热，兼肾虚失藏，选方小青龙汤，汗多去麻黄，兼郁热加生石膏、黄芩，再加茯苓、旋覆花、百部、地龙，以增强化痰止咳平喘的功效，另加附子以温阳防拔肾根。手心为手厥阴心包经所循，足心为足少阴肾经所循，肾阳虚衰，足少阴相火下陷而足心热，心肾不交，手厥阴心包相火逆行而手心热。肾虚封藏失职，导致肝风易动，肝风挟饮，上蒙巅顶，则神昏晕厥，移时风息则清醒。"膀胱者，州都之官，气化则能出焉"，小便使肾阳暂耗，封藏失职加剧，导致肝风内动，挟饮上蒙巅顶而晕厥发作。咳喘则肺气上逆，金不制木，肝风内动，挟饮上蒙清窍而晕厥。失眠易致肝气上逆，引动肝风而致晕厥。阳虚卫外不固，故动则汗出，汗多湿衣，胸背部畏寒。肾虚导致肝胆气虚，故善惊易恐，遇惊则全身颤抖。患者为上有支饮，郁久化热，下则肾阳亏虚，封藏失职，肝风易动，本虚标实。治宜标本兼顾，方选苓甘五味姜辛汤化支饮，真武汤温阳利水固其根，加生石膏、黄芩清郁热，桂枝擅长降逆气，合旋覆花、地龙既能降气息风，又能止咳平喘。龙骨、牡蛎既能重镇安神，又能收敛浮阳。诸药合用，疗效显著。

案 11：支气管哮喘、神经源性水肿之痰瘀伏肺证

李某，女，30 岁。2017 年 4 月 24 日初诊。主诉：咳喘反复发作近 5 年。患者 5 年前无明显诱因出现夜间胸闷憋气，呼吸困难，甚至不能平卧，无咳嗽咳痰，白天闻及冷空气及刺激性气味后会出现短暂咳嗽、鼻塞、流清涕，诊断为支气管哮喘，予沙美特罗替卡松气雾剂、孟鲁司特钠片等，症状稍减轻。一直寻求中医治疗，服过小青龙汤、大柴胡汤、过敏煎等，效果不显。仔细追问病史，发病前至今，身体用力和受压的部位会出现水肿，如骑自行车时，因握车把手，双手会肿胀，手持重物时水肿更明显，睡觉侧卧时受压的手臂会水肿，乘车时被人挤压部位会水肿，红红的一片，不痒不疼，数十分钟内自行消失。现每天按时用沙美特罗替卡松气雾剂、孟鲁司特钠片，每晚均有胸闷气喘，加用沙丁胺醇喷剂，可入睡。用力或受压的部位肿胀，色红，不痒不疼，移时消散，饮食正常，无恶寒发热，口干口渴不甚，二便可。既往体健，月经正常，否认家族成员有哮喘病史。查体：形体适中，双肺呼吸音清晰，未闻及干湿啰音，HR 78 次/分，律齐。舌质淡红，苔薄白，脉沉弦。血常规：WBC 6.82×10^9/L，HGB 128 g/L，N% 65.4，L% 10.4。胸片提示双肺支气管炎性改变。西医诊断：支气管哮喘，神经源性水肿。中医诊断：哮病。证型：痰瘀伏肺，肺失肃降。方药：血府逐瘀汤合射干麻黄汤加减。

桃仁 10 g	红花 6 g	当归 10 g
赤芍 10 g	生地黄 15 g	川芎 10 g
柴胡 10 g	桔梗 10 g	牛膝 10 g
麻黄 10 g	杏仁 10 g	射干 10 g
干姜 10 g	细辛 3 g	法半夏 10 g
五味子 6 g	炙紫菀 10 g	苍耳子 10 g
辛夷 10 g	甘草 10 g	

7 剂，水煎服，日 1 剂。

患者尽剂后二诊，诉咳喘较前明显好转，手持物及身体接触部位水肿明显减轻，无明显口干口渴，大便不畅，舌红，苔白，脉沉弦。效不更方，加减治疗 1 个月，诸症基本消失。

按语： 该患者哮喘发作 5 年，表现为夜间哮喘，白天闻及冷空气及刺激性气味后会出现短暂咳嗽、鼻塞、流清涕。患者还有一个特点：身体用力或受压的部位会出现水肿，红红的一片，不痒不疼，数十分钟内自行消失。这说明肌表经络存在气滞血瘀不畅，用力或受压就加剧了气滞血瘀的程度，于是就出现上述症状。用力或受压解除，血瘀不畅好转，红肿就自行消散。哮是肺有夙根，为痰内伏于肺，此患者为痰瘀互结内伏，痰瘀均为阴邪，夜为阴，故哮喘夜发。肺卫护外失职，故遇冷空气及刺激性气味后会出现短暂咳嗽、鼻塞、流清涕。血府逐瘀汤活血化瘀，射干麻黄汤宣肺散寒，化痰平喘，二方合用，切合病机，疗效显著。

案 12：不明原因胸痛

高某，女，64 岁，教师。2012 年 10 月 24 日初诊。主诉：大声讲话时胸痛 5 年余，加重 1 个月。患者 5 年前在课堂教学时，因声调提高，突感左侧胸前区剧痛，不能说话，不能运动，无心慌汗出。在讲台站立 3～5 分钟后自行缓解，当时到附近医院就诊，查心电图、心肌酶无异常，怀疑心绞痛，予阿司匹林、单硝酸异山梨酯及活血化瘀药口服，但此后上课只要大声讲话，就出现上述类似症状。曾到某心血管专科住院治疗，查心脏超声、冠脉 CT、动态心电图未见明显异常，予对症治疗，但效果不佳。组织过院内会诊，呼吸科医师怀疑支气管哮喘，骨科医师认为疼痛部位为胸骨左缘第 5～7 肋间，不排除肋软骨关节炎。查肺功能、激发试验正常，试用沙美特罗替卡松粉吸入剂等药物治疗，毫无效果，呼吸科认为支气管哮喘可能性不大。予布洛芬口服，虽一度疼痛发作，但疼痛程度大幅度减轻。出院时疑诊为变异型心绞痛，予扩管、调脂、抗凝等治疗，胸痛仍频繁发作。后患者自行停服西药，病情也未加重，改为中医治疗，先后服用过以瓜蒌半夏汤、血府逐瘀汤、苓桂术甘汤为主化裁的中药治疗，效果不佳。患者为教师，需经常讲课，为减轻疼痛程度，每次讲课前必服用布洛芬 1 粒，讲课时说话小心翼翼，极为苦恼。近 1 个月患者胸痛发作加重，只要讲话声调稍高甚至讲话时间较长则发作，疼痛剧烈，难以忍受。平素感精神不振，背寒如掌大，饮食、睡眠可，无口干口苦，长期大便秘结。既往身体健康，否认有高血压、糖尿病等病史。查体：BP 110/80 mmHg，面色白而少华，双肺呼吸音清晰，无干湿啰音，HR 76 次/分，律齐，腹软，无压痛及反跳痛，肝脾未及，双下肢无水肿。舌体适中，舌淡边有齿痕，苔白，脉弱。西医诊断：胸痛原因待查。治疗：讲课前服布洛芬胶囊 1 粒。中医诊断：胸痹。辨证：气虚血瘀，寒饮内停。治疗：益气活血，温阳化饮。方药：补阳还五汤加减。

黄芪 90 g	桃仁 10 g	红花 6 g
川芎 10 g	当归 10 g	地龙 10 g
茯苓 30 g	桂枝 10 g	白术 10 g
制附子 5 g	火麻仁 30 g	炙甘草 3 g

7 剂，水煎服，日 1 剂。

服药 7 剂后，患者胸痛明显减轻，胸痛程度可以忍受，时间变短，1~2 分钟就停止了，背部恶寒减轻，效不更方，原方随症加减。1 个月后胸痛基本消失，仅有意大声说话时感胸部隐痛，背部寒冷症状消失，大便通畅，治疗停用止痛药布洛芬，继续原方加减治疗。2 个月后胸痛完全消失，有意大声说话也无胸痛，恢复到发病前状态。由于患者担心复发，采取 1 周 2、3 剂间断服用至半年，患者自觉精神、体能较发病前更好，遂停药。随访患者至今疼痛未再发作。

按语： 患者以胸痛为主诉，大声说话是胸痛的唯一诱因，声音由肺所主，胸痛为心脉所主，能将二者联系的是宗气。宗气者"以贯心脉而行呼吸"，大声讲话耗损宗气。突发胸痛与心络绌急有关，"寒气客于脉外则脉寒，脉寒则缩蜷，缩蜷则脉绌急，绌急则外引小络，故猝然而痛"。"夫心下有留饮，其人背寒如掌大"，宗气不足，大声讲话，宗气陡虚，推动无力，触动寒饮，心络绌急，胸痛发作。本方为补阳还五汤去赤芍，合苓桂术甘汤加制附子、火麻仁，制附子加强温阳化饮作用，火麻仁润肠通便。久病气虚，守方久服才能巩固疗效。

案13：高血压之肾阳亏虚证

李某，女，72岁。2013年7月30日初诊。主诉：眩晕反复发作20余年，复发加重3个月。患者20余年前感眩晕，遇劳累或情绪激动时明显，测血压180/100 mmHg，诊断为高血压，服用降血压药，病情较为稳定。3个月前无明显诱因眩晕加重，先感全身燥热，面部发烫发红，随之心烦易怒，头晕欲倒，无耳鸣耳聋及恶心呕吐，全身汗出，自测血压220/120 mmHg，到附近医院急诊科就诊，经静脉点滴降压药治疗后血压得到控制，症状消失而离院。后反复发作，多次到附近医院急诊抢救室进行治疗。因疑嗜铬细胞瘤，建议至专科医院就诊。在某医院心内科住院期间，系列检查未发现明显异常，监测血压发现血压波动较大，眩晕发作时收缩压一般超过200 mmHg，安静时血压 110/70 mmHg 左右，每日眩晕发作 3～4 次，每次持续 1～2 小时，不予降血压治疗，血压自行下降至正常。由于血压波动大，住院期间未调整降血压药物。现阵发性眩晕，日 3～6 次，伴有潮热，面红，心烦易怒，汗出，夜寐不安，失眠多梦，口干不欲饮，饮食一般，大便秘结。既往史：冠心病及高脂血症病史 10 余年，5 年前行冠脉支架术，现规律服用硫酸氢氯吡格雷、阿司匹林、缬沙坦、阿托伐他汀、琥珀酸美托洛尔缓释片等药物。3 年前患脑梗死。长期便秘。查体：BP 110/70 mmHg，神清，面色少华，两颧红，形体略胖，HR 72 次/分，律齐，双肺呼吸音清晰，无干湿啰音，双下肢无浮肿。舌淡胖，苔白，脉沉弱。西医诊断：高血压，冠心病支架术后，脑梗死，高脂血症。中医诊断：眩晕。辨证：肾阳亏虚，相火离位。治法：温补肾阳，引火归元。方药：金匮肾气丸加减。

熟地黄 30 g	山茱萸 15 g	山药 10 g
牡丹皮 10 g	茯苓 10 g	泽泻 10 g
制附子 6 g	肉桂 3 g	牛膝 30 g
杜仲 10 g	生牡蛎 30 g	生龙骨 30 g
酸枣仁 30 g	丹参 30 g	代赭石 30 g

7 剂，水煎服，日 1 剂。西药维持原方案。

服药 7 剂后患者眩晕次数减少，发作持续时间变短，睡眠好转，大便通畅，血压下降，眩晕时收缩压最高 180 mmHg。

治疗西药维持不变，中药守上方随症加减。1个月后阵发性眩晕症状完全消失，情绪稳定，无心烦易怒，时有夜寐不安，血压稳定，继服1周以巩固疗效，后停用中药，继用西药治疗。

按语：患者以眩晕为主诉，伴潮热，汗出，心烦易怒，口干，便秘，似肝肾阴虚，阴虚火旺，但舌淡胖苔白，眩晕呈阵发性，与阴虚火旺证型不符。《医贯》云"此乃水中之火，龙雷之火也，若用黄柏苦寒之药，又是水灭湿伏，龙雷之火愈发矣"，"惟八味丸桂附与相火同气，直入肾中，据其窟宅而招之，同气相求，相火安得不引之而归元"。眩晕是高血压患者的常见症状，随着高血压的病情发展，眩晕证型有一个由实转虚的过程，早期以肝火上炎、肝阳上亢为主，后期常出现肾阴亏虚、肾阳亏虚，甚至肾阴阳两虚的证型，肾阳虚的常见表现为虚寒之象，如畏寒怕冷，小便清长。但也有少数患者表现为龙雷之火上腾，治法为引火归元。用金匮肾气丸温补肾阳，引火归元治其本，加生龙骨、生牡蛎、代赭石重镇潜阳，牛膝、杜仲补肾降压，丹参活血，酸枣仁敛汗安神，诸药合用，标本兼治，效果立竿见影。

案14：高血压之膀胱气化失司证

崔某，女，35岁，2018年11月12日初诊。眩晕反复发作近10年，加重4年。2009年5月因家人住院着急，在医院病房突发眩晕，视物旋转，恶心欲呕，难以站立，测血压

165/100 mmHg，口服硝苯地平缓释片 1 片后症状缓解。此时因情绪激动出现眩晕，眩晕程度可以忍受，症状能自行消失，故一直未在意。2014 年生产时出现眩晕，测血压为 210/110 mmHg，之后常发眩晕，情绪激动及睡眠不好是常见诱因，每次发作血压都在 200/100 mmHg 左右，由于经休息血压会下降到正常，而服用降血压药会因血压低出现头昏，未常规服西药降血压药。一直间断服用中药，但效果不显。曾因血压波幅大，在外院进行了较为系统的检查，未发现继发性高血压证据。刻下症：夜寐不安，入睡困难，阵发性咽痒喷嚏，鼻塞流清涕，清晨明显，口干，夜间明显，饮食可，夜尿频繁，不到 1 小时便要尿 1 次，尿急，动作稍迟便会尿湿裤被，大便正常。既往史：有过敏性鼻炎近 20 年，有慢性乙型肝炎、缺铁性贫血及胆囊结石病史。查体：BP 195/95 mmHg，形体胖，双肺呼吸音清晰，未闻及干湿啰音，HR 78 次/分，律齐，腹软，无压痛、反跳痛，肠鸣音正常。舌淡边有齿印，苔白，脉弦。西医诊断：原发性高血压。中医诊断：眩晕。证型：膀胱气化不利，水湿内停。方药：五苓散合缩泉丸。

猪苓 30 g	茯苓 30 g	白术 30 g
桂枝 10 g	泽泻 30 g	益智仁 10 g
乌药 10 g		

7 剂，水煎服，每日 1 剂，早、晚各服 1 次。嘱患者控制饮食，少盐，增加运动量。

二诊： 2018 年 11 月 19 日。患者特别兴奋，服药 1 剂后就未发眩晕，自测血压正常。入睡困难改善明显，夜 9～10 点就有睡意，可安然入睡。夜尿次数明显减少，每晚约 3 次。鼻塞流清涕减轻，尤其觉得不可思议的是体重减少了 3 kg，腰围缩小了 2 cm。继续上方加减治疗 1 个月，患者眩晕发作明显减少，由于情绪变化出现眩晕时，眩晕程度减轻，无恶心呕吐，持续时间缩短，血压最高时 160/90 mmHg 左右。继续加减治疗 2 个月，情绪变化时无头昏头涨，无旋转感，血压基本正常，体重也减少近 5 kg。

按语： 该患者每因眩晕而血压骤升，眩晕发作常因情绪激动引起，这符合"诸风掉眩，皆属于肝"的理论。患者夜尿频繁，不到 1 小时便要尿 1 次，尿急，动作稍迟便会尿湿裤被，《素问·灵兰秘典论》谓"膀胱者，州都之官，津液藏焉，气化则能出矣"，显然尿急系膀胱气化失司所致。患者口干，夜间明显，但舌淡边有齿印，苔白，脉弦，显然系内有水饮，水津不布，饮为阴邪，故口干夜间明显。阵发性咽痒喷嚏，鼻塞流清涕，清晨明显，是膀胱经卫外不固的表现。《灵枢·经脉》谓膀胱足太阳之脉，起于目内眦，上额交巅中，循行晴明、攒竹两穴，主治目赤肿痛、流泪等症。其支者，从巅至耳上角，循行天柱穴，主治鼻塞；循行风门穴，主治咳嗽、感冒、发热等症。情绪激动导致肝疏泄太过，诱发内停之水饮上犯，故眩晕发作，这就是我们常说的"水眩"。治疗时在予五苓散温化水饮的同时，合缩泉丸补肾缩尿，以加强膀胱气化功能，共奏温阳化饮之功。

案15：假性延髓麻痹、心律失常（频发室性期前收缩伴二联律）

齐某，男，77岁，离休干部。2003年11月21日初诊。主诉：口角流涎、语言謇涩6年，胸闷心慌反复发作3年。患者1977年曾患脑出血，经治病情缓解。1996年7月因情绪激动出现神志昏迷、右侧肢体无力再次入我院，头颅CT示左侧内囊后部出血，予中药平肝潜阳、涤痰开窍及西药脱水、止血对症治疗，病情好转，仍有语言不清、吞咽困难、口角流涎、右侧肢体麻木等症状。2001年出现胸闷心慌，反复发作，在外院诊断为冠心病（心律失常型），给予扩血管、营养心肌等治疗，效果不显。现口角流涎，语言謇涩，吞咽困难，饮水呛咳，胸闷心慌，右侧肢体麻木，时有口干，大便干结，小便频数，时有不禁。既往史：有高血压病史和前列腺肥大病史。体格检查：T 36.7 ℃，P 80次／分，R 20次／分，BP 165/90 mmHg。一般情况尚好，伸舌轻度左偏，稀涎盈口，双肺呼吸音清，HR 80次／分，律不齐，右侧肢体痛感稍减弱。舌质淡红，舌苔黄腻，寸口主脉弦代。辅助检查：血液黏稠度高。心电图示：窦性心律，电轴正常，频发室早二联律，ST轻度改变。头颅CT示：右侧顶叶脑软化灶，左豆状核囊变灶。西医诊断：脑出血（后遗症期），假性延髓麻痹；冠心病，心律失常

（频发室性期前收缩伴二联律）；高血压。中医诊断：喑痱（中风后遗症），心悸。病机：气虚血瘀，胸阳痹阻。方药：补阳还五汤合枳实薤白桂枝汤化裁。

炙黄芪45 g	桃仁10 g	川芎10 g
当归10 g	赤芍10 g	地龙10 g
薤白10 g	桂枝10 g	枳实10 g
红花5 g	全瓜蒌30 g	

14剂，水煎服，日1剂。

服14剂后患者口中涎水明显减少，张口说话已无涎水流出，心慌、胸闷好转。上方加知母10 g。再服10剂后流涎症状消失，语言謇涩、吞咽困难减轻，患者出院。

按语： 患者为老年男性，主要表现为口角流涎、语言謇涩伴右侧肢体麻木，曾有脑出血病史，头颅CT示右侧顶叶脑软化灶，左豆状核囊变灶，考虑上述症状为两次脑出血所致的假性延髓麻痹产生。舌咽神经、迷走神经、副神经、舌下神经皆发源于延髓部位，总称为延髓神经。这些神经因各种病损而发生麻痹，总称为延髓神经麻痹或延髓麻痹。其中由两侧皮质脑干束损害所产生的，称为上运动神经元性延髓麻痹，又称假性延髓麻痹。患者两次脑出血分别在两个大脑半球，第二次脑出血后出现构音障碍、吞咽困难，且下颌反射亢进，咽反射存在，舌肌无萎缩及颤动，系脑出血损害两侧皮质脑干束所致，为假性延髓麻痹。口中涎多，口角流涎，与脑卒中时自主神经功能受损致唾液腺分泌旺盛及假性延髓麻痹所致吞咽困难有关，属脑卒中后遗症。此症属中医学的中风后遗症，类似古代医家所描述的喑痱，患者有口干、舌苔黄腻，刘教授认为这些症状皆为假象，应舍症从脉。患者脉代，《黄帝内经》云"代则气衰"。至于口角流涎诸症，《医林改错》论之甚详，如云"见所流尽是清水，并非稠痰。明明气虚不固津液。不明此理，试看小儿气不足时，流涎者十有八九；高年人气衰时，流涎者十有二三"。大便干燥，"既得半身不遂之后，无气力使手足动，无气力使舌言，如何有气力到下部催大恭下行……大恭在大肠，日久不行，自干燥也"。语言謇涩，"试看小儿气不足不能行走时，高年人气衰时，说话俱不真，是其证也"。综上所述，患者由于高龄气衰，气的固摄、推动失职，故见口中涎多、大便干结诸症。口干是气不化津、津不上承所致。气虚血瘀、痹阻肢体经络，故见肢体麻木。故辨证应为气虚血瘀，治宜益气活血，可予补阳还五汤。患者有冠心病，表现为心律失常（频发室性期前收缩伴二联律），属中医学"胸痹"的范畴，患者在气虚血瘀的基础上，日久中焦运化失职，痰浊内生，胸阳不振，阴邪上乘，导致痰浊痹阻心脉，故患者胸闷心慌，这是假性延髓麻痹主症的一个重要兼症，中医治疗重要兼症须随症治之，予《金匮要略》中的枳实薤白桂枝汤，以振奋心阳，化痰降浊。

案16：脑梗死后顽固性周期性呃逆

任某，男，69岁，干部。1998年4月8日初诊。主诉：脑梗死后呃逆周期性发作近1年。现病史：1年前患者因突发右侧肢体无力、语言含糊不清，急送武汉某医院。CT示多发性腔隙性脑梗死，按急性脑梗死治疗。住院第2天出现呃逆，声高息粗，震动病床，日夜不休，痛苦异常。医生先后给予氯丙嗪、苯妥英钠口服，利多卡因静脉注射等无效，遂延请中医协治。经治2个月，患者语言及肢体功能恢复，但呃逆转为周期性发作，且极有规律，每周逢星期五必发，持续至星期日自行缓解。发作期间，呃逆连声，即使在睡眠中亦不停止，寝食难安，痛苦之状，难以言表。发作前无诱因，终止时无先兆，突发突止，发作后一如常人。出院后到多家医院求治，常初服中药呃逆稍减轻，续服则症状依旧，且呃逆从来没有终止。现自觉无特殊不适感，饮食、睡眠一般，大小便正常。既往史：30年前曾患血吸虫病，已治愈；有高血压病史10余年，间断服用降血压药。体格检查：T 36.7 ℃，P 80次/分，R 20次/分，BP 150/90 mmHg。一般情况尚可，舌质淡红，苔薄白，脉弦。血常规、血脂、血糖、血生化正常。EKG示：窦性心律，S - T段轻度改变。超声检查示：肝左叶囊肿。胸片示：双肺纹理增粗，心隔未见异常。胃镜检查示：未见异常。西医诊断：脑梗死，高血压。中医诊断：呃逆。病机：气滞血瘀。

方药：血府逐瘀汤加减。

桃仁 10 g	红花 6 g	川芎 10 g
赤芍 10 g	当归 10 g	生地黄 15 g
柴胡 15 g	枳壳 10 g	牛膝 10 g
桔梗 10 g	陈皮 10 g	竹茹 10 g
炙甘草 3 g		

6 剂，水煎服，日 1 剂。

患者服药至 4 剂，恰逢周五，呃逆未发作，服完 6 剂，连续 3 天呃逆未出现，患者甚为高兴。原方再进 5 剂，呃逆仍未出现，停药观察 2 周后出院。

按语：患者为老年男性，有高血压、脑梗死病史，主要症状为呃逆，未见其他明显伴随症状。呃逆症状重且顽固，长达 1 年，呈典型周期性发作。呃逆继发于中风，发则呃声响亮，连续不停，突发突止。观患者体质较壮，无明显寒热见证，舌象正常，脉弦。经多方治疗，疗效不显。呃逆如此顽固，且呈典型周期性发作，实属罕见。患者呃逆周期性极为固定，多与肝有关，脉弦提示其病在肝，患者除呃逆外，缺少其他兼症，没有肝的气分病变的表现，肝藏血，应考虑病在血分，为血瘀。历代医家中，对血瘀辨证经验丰富者当首推清代医家王清任。王氏在《医林改错》里云："治病之要诀，在明白气血，无论外感内伤……所伤者无非气血。"王氏曾用血府逐瘀汤治疗呃逆，并云："因血府血瘀……古人不知病源，以橘皮竹茹汤、承气汤、都气汤、丁香柿蒂汤、附子理中汤、生姜泻心汤、代赭旋覆汤、大小陷胸等汤治之，无一有效。……无论伤寒、瘟疫、杂症，一见呃逆，速用此方。"王清任以他丰富的临床经验，为血瘀辨证提供了思路。比如：在血府逐瘀汤治疗头痛的表述中，"查患头疼者，无表症，无里症，无气虚、痰饮等症，忽犯忽好，百方不效"，把"无表症，无里症"及久病多方治疗无效，作为辨证依据。后世医家虽对瘀血的舌象脉象有过归纳和总结，但任何事物有常就有变，不能拘泥于舌象脉象。再如疾病发作表现出明显的规律性，属血瘀指征，如血府逐瘀汤条下的"晚发一阵热"，通窍活血汤条下的"交节病作"，即疾病在变换节气时候发作。患者呃逆发作有上述血瘀的特点，故考虑为血瘀所致，遂用王清任的血府逐瘀汤加减。

案 17：三叉神经痛

王某，女，68 岁，2021 年 11 月 21 日初诊。主诉：左侧上、下颌短暂、闪电样剧痛 5 年余。患者 5 年前无明显诱因出现左侧面颊部疼痛，为上、下颌烧灼样剧痛，每次持续近 30 秒，几乎隔 1 小时疼 1 次，曾怀疑牙病，拔掉左侧 1 颗下牙，但疼痛无任何缓解，洗脸、刷牙可诱发，在外院诊断为原发性三叉神经痛，口服卡马西平，疼痛减轻不明显，曾接受射频热凝治疗，疼痛仅减轻 1 个月就复发。间断服用中药，效果不显。现患者左侧上、下颌烧灼样剧痛，畏寒肢冷，胃脘时痛，不喜凉物，进食生冷易腹泻。否认有特殊病史。查体：痛苦表情，说话小心翼翼，神经系统检查无阳性体征。舌淡胖，苔白，脉弦细。西医诊断：原发性三叉神经（左Ⅱ、Ⅲ支）痛。中医诊断：面痛，风齿，骨槽风。病机：脾肾虚寒，虚风上扰。方药：附子理中汤合芍药甘草汤加减。

干姜 10 g	党参 10 g	制附子 30 g（先煎）
炒白术 30 g	萆薢 30 g	香附 10 g
白芍 90 g	白芷 10 g	川芎 50 g
生乳香 10 g	生没药 10 g	白芥子 10 g
炙甘草 6 g		

7 剂，水煎，日 1 剂，早、晚服用。

二诊： 疼痛较前减轻，畏寒肢冷好转，效不更方，上方白芍加至 120 g，继服 7 剂。

三诊： 疼痛进一步减轻，胃脘未再疼痛，白芍递增至 180 g 时，面痛完全消失。持续 2 年未复发。

按语： 刘教授认为，三叉神经痛有两个明显特征。一个是病变部位在阳明经部位，以邪阻阳明、经气不利、气血失调为主要病机，故治疗要重视阳明，祛其邪，通其络。然阳明有"实则阳明，虚则太阴"之分，寒热之别。阳明经多气多血而主面，其病以火热证为多，张介宾云："各经皆有火证，而独惟阳明为最，正以阳明胃火盛于头面而直达头维，故其痛必甚"。"虚则太阴"也不少，该患者就有典型脾肾虚寒的表现。

另一个是内风的病理特点，疼痛突发突止，为肝风内动，患者王某为阳虚风动，上扰面部阳明经。治疗以附子理中汤温中散寒，芍药甘草汤敛肝息风止痛，当然，病久入络，正如《张氏医通》所言"面痛……手触之则痛，此乃……传入经络，血阻滞而不行"。顽疾多痰，需佐活血化瘀、化痰通络药物。刘教授特别喜用、重用白芍，白芍味苦、酸，性微寒，归肝、脾经，《神农本草经》云其"主邪气腹痛，除血痹，破坚积，寒热疝瘕，止痛，利小便，益气"，具有养血调经、敛阴止汗、柔肝止痛、平抑肝阳的功效，主要取其柔肝止痛之功，非重用难以建功，习从 60 g 起步，逐渐递增，最多用至 250 g，有独挽狂澜之能。

案18：甲状腺功能亢进

滑某，女，42 岁。2022 年 10 月 16 日初诊。主诉：发现体重下降、心慌汗出 2 月余。患者 2 个月前体重下降 3 kg，时感头晕心慌，心烦易怒，周身乏力，烦热汗多，失眠多梦，到外院就诊，诊断为甲状腺功能亢进、心动过速，给予甲巯咪唑、酒石酸美托洛尔等药物治疗，出现全身瘙痒、皮疹及肝功能损害，考虑甲巯咪唑毒副作用，换用丙硫氧嘧啶，仍有过敏症状，建议放射性碘[131]或手术治疗，患者对此有疑虑，寻求中医治疗。现患者心慌胸闷，烦躁易怒，怕热汗多，夜寐不安，双手易抖动，口干口苦，周身乏力，食欲亢进，大小便正常，月经周期可，量少，口服酒石酸美托洛尔 25 mg bid。既往身体健康，母亲有甲状腺功能亢进病史。查体：神清，双目稍突，甲状腺肿大，双肺呼吸音清，HR 96 次/分，律齐，手抖。舌红，苔薄黄，脉弦数。甲状腺功能：TSH < 0.001，TT$_3$ 20.32 nmol/L，TT$_4$ 187 nmol/L，FT$_3$ 20.8 pmol/L，FT$_4$ 54.8 pmol/L。西医诊断：甲状腺功能亢进。中医诊断：瘿病。病机：三焦火毒。方药：黄连解毒汤合白头翁汤、白虎汤加减。

黄连 30 g	黄芩 10 g	黄柏 10 g
炒栀子 10 g	白头翁 10 g	龙胆草 10 g
夏枯草 30 g	知母 10 g	生石膏 50 g（先煎）
山药 30 g	赤芍 30 g	牡丹皮 30 g
炙甘草 6 g		

7 剂，水煎服，日 1 剂。

患者服药后心悸乏力明显好转，仍有口干口苦，多梦，消谷善饥。上方加减再进 7 剂后，患者心慌基本消失，口干口苦、失眠多梦改善，食欲也没有之前旺盛，不易饥饿，汗出减少，将酒石酸美托洛尔减为 25 mg qd，中药上方稍作调整，继服 14 剂，嘱其此次服药后行甲状腺功能检查。检查结果示仅 TSH < 0.1，TT$_3$、FT$_3$、FT$_4$、TT$_4$ 均正常，嘱患者继续服用中药，1 个月后复查甲状腺功能。

按语： 甲状腺功能亢进是一类因甲状腺腺体本身产生过多的甲状腺素，引起甲状腺毒症，涉及循环、神经、消化、血液多系统的疾病，临床上可表现为心率增快、多汗、精神亢奋、失眠、多食消瘦、肝功能异常、白细胞及血红蛋白下降等。现代医学针对甲状腺功能亢进有药物治疗、手术治疗及碘[131]治疗，然而仍有40%～50%的高复发率。除此之外，药物引起肝功能损害、贫血加剧、白细胞进行性下降也是难以避免的副作用。此病属于中医学"瘿病"的范畴，发病多与情志有关，初期为肝郁气滞，气郁化火，中期则多为肝火炽盛，弥漫三焦，后期则为火旺伤阴，气阴两虚，痰凝血瘀。《圣济总录·瘿瘤门》云："忧、劳、气则本于七情，情之所感，气则随之，或上而不下，或结而不散是也。"本病的病位在肝，随病情演变涉及五脏。甲状腺功能亢进最为难治的是病至中期，此时火邪炽盛，难以控制。此患者正是肝火旺盛，火邪迫津外泄则烦热、汗多、口干口苦、心烦易怒。火盛动风，故眼突、手抖。肝与心为母子关系，肝火导致心火亢进，心主血脉，血分热盛，故心慌、夜寐不安，脉流迫急而脉数。肝火导致胃火亢进，故食欲亢进。火盛耗气，故周身乏力。病的重心在肝、心、胃，火邪炽盛，弥漫三焦，气分、血分同时受累。治疗则需在泻肝火的同时泻心火。气分有热，重用生石膏、黄连；血分有热，则需重用赤芍、牡丹皮、白头翁。

《本经逢原》谓："白头翁……《本经》言苦温者，传写之误也。其治温疟狂易寒热等症，皆少阳、阳明热邪固结之病，结散则积血去而腹痛止矣。《别录》止鼻衄，弘景止毒痢，亦是热毒入伤血分之候。"刘教授临床每遇厥阴血分有热，导致风热上涌或风热下迫诸症，方中必加此品，以清厥阴的肝火、熄厥阴的肝风，效如桴鼓。